# がんと闘う
# NKT細胞標的治療

NKT cell-targeted
anti-cancer immunotherapy

ITO NOBUHISA
伊東信久

幻冬舎MC

# がんと闘う
# 「ＮＫＴ細胞標的治療」

# はじめに

医療技術が進歩した現代においても、がんはいまだに多くの人の命を奪う天敵です。日本における年間死亡者を見ても死因の1位はがんであり、これは1981年以来その座を一度も譲っていません。もちろん医療従事者や研究者は、がん患者を救おうと治療法の研究を日々続けていますが、それでもなお打ち倒すことが叶わない病が、がんなのです。

がん細胞は、誰の体内でも毎日3000～5000個は発生しているといわれています。それでもがんにならないのは、体に備わっている免疫機能によって日々排除されているからにほかなりません。

しかし、免疫機能も盤石ではなく、加齢とともに低下していきます。このことは新型コロナウイルスに高齢者が感染すると重症化しやすい状況を見ても分かるのではないでしょうか。そのためにワクチンができるまでは、免疫力をいかに高めるかが話題になっていたわけです。

がんの場合も同じことがいえ、加齢による免疫機能の低下ががんを進行させてしまう要因です。したがって超高齢社会にある日本では、今後もがん患者は減るどころか、ますます増えることは想像に難くありません。

がんの治療法というと、昔も今も３大療法といわれる手術・放射線・抗がん剤が主流です。これらの精度も技術も向上していますから、以前には助からなかった病態の人でも命が救われているのは確かです。しかし、それぞれにメリットとデメリットがあって完全とはいえないのが現状です。

そんななかで第４の治療法として注目されたのが「免疫療法」でした。しかし、これまでにさまざまな種類の免疫療法が登場しては消えていった歴史があり、がんを治すまでには至っていません。そのため、３大療法では食い止めることができなかった進行がんの患者が、望みをかけて最後に試す治療法という位置づけになっていたように思われます。

しかし近年、免疫療法が新たな局面を迎えています。免疫チェックポイント阻害剤をはじめとする免疫療法が次々と登場し、有力な選択肢として期待が高まりつつあるのです。なかでも注目され始めているのが、理研免疫再生医学（理化学研究所発のベンチャー企業）によって研究・開発された「ＮＫＴ細胞標的治療」です。

ＮＫＴ細胞は免疫細胞の一つですが、体内にはわずか０・05％しか存在しないために重要な働きはしていないと考えられ、あまり研究されてきませんでした。ところが、理化学研究所（以下、理研）によって謎が解明されると、自然免疫と獲得免疫の両方の機能を併せ持つ、免疫のなかのスーパーリーダー的な存在であることが判明したのです。つまり、ＮＫＴ細胞の働きを活性化すれば、免疫機能全体の働きを高めてがんに対する攻撃力が強化されるということです。

私は大学院時代、大学のラグビー部の１歳上の先輩であるｉＰＳ細胞でノーベル医学・生理学賞を受賞された山中伸弥先生と、研究室は違えども、ともにウイルスを扱って研究をしていました。山中先生の科学や医療に向き合う姿勢に刺激を受けて、感染症の研究に没頭するうち、「命を救う医療に尽力したい」と思うようになりました。感染症や免疫学についての研究は続けていたものの、そののちに、臨床の医師として私は外科医の道に進みました。しかしそれから30年ほど経った令和元年、理研が「ＮＫＴ細胞標的治療」の研究成果を発表しました。この大きな医学的進歩に希望を見た私は、全国のがん患者さんを救いたいと考え、理研免疫再生医学からの直接の依頼も受けたため、55歳にして「ＮＫＴ細胞標的治療」に携わることを決めたのです。

実際に取り組んでみると、期待どおりの効果を得ることができ、３大療法と併用すると、抗がん剤の副作用も軽減されました。また、ステージⅠやⅡといった早期がんの段階で用いると手術を回避できるケースもあったのです。

そこで、この新しい免疫療法である「ＮＫＴ細胞標的治療」がいかに有効であるかをエビデンスに基づいて解説するとともに、免疫のメカニズムなどの基礎知識も提供することで、玉石混淆である免疫療法の情報のなかから正しいものを得られるようにまとめました。

本書が、がんに苦しむ方と、そのご家族の希望の光になれば幸いです。

# 目次

## 第2章　がん・感染症……病気になるかならないかは免疫の働き次第

## 第3章　人体内の免疫で最強の「NKT細胞」驚異の働き



## 第4章　免疫のスーパーリーダー「NKT細胞」を活性化してがんに勝つ

# 第1章
# なぜ人はがんになってしまうのか?

## 人間には健康を保とうとする力が備わっている

医者の私が言うのはおかしいかもしれませんが、多くの人は体調を崩すとすぐに薬を服用しがちです。誰でもつらい症状は早く取り除いてラクになりたいと思うものですが、これがかえって体を弱くしている一面もあるのです。

そもそも私たちの体には病気になったりケガをしたりしたとき、自分で治そうとする力が備わっています。例えば、転んで膝を擦りむいてもカサブタができたあと、数日で元どおりに治っています。また、風邪をひいたときにも消化の良いものを食べ、温かくして寝ていると治ってしまいます。この力を一般的には「自然治癒力」と呼んでいます。

自然治癒力は、主に「保つ」「治す」「守る」という3つの機能で構成されています。

**・保つ（恒常性維持機能）**

私たちの体は、環境が変化しても体内環境が変わらないように、一定の状態を保とうとする「恒常性維持（ホメオスタシス）機能」が備わっています。例えば、暑い夏には汗をかいて体温を下げ、寒い冬には体を震わせたり毛穴を閉じたりして体温が下がるのを防ぐことで、常に体温を36～37度くらいに保っています。

ほかにも、食事をして血糖値が上昇すると血糖値を下げるホルモンを分泌して血糖値を安定させたり、血圧や体液の浸透圧など、傾いても元の状態に戻そうとして体は働きます。これによって体内環境が変化することなく維持されています。

**・治す（自己再生機能）**

先に述べた擦り傷のように、私たちには体のどこかにダメージを受けても、その部分を元どおりに回復しようとする「自己再生機能」が備わっています。この作業に携わっているのが細胞です。

人間の体を構成している最小単位である細胞は、定期的に分裂してコピーを作っては古い細胞と新しい細胞が入れ替わっています。古い細胞が死んではがれ落ちたものが、アカというわけです。

このほか、ケガなどでダメージを受けたときにも、新しい細胞が作られています。このような機能を自己再生といいます。

### ・守る（自己防衛機能）

私たちの身の周りには、見えないだけで細菌やウイルスなどの危険な病原体が数多く存在しています。これらの異物が体内に侵入してきたとき、真っ先に駆けつけて戦い、排除する「自己防衛機能」が備わっています。これが、本書のテーマである「免疫」です。

自己防衛機能は、外部から侵入する病原体を排除して感染を防ぐだけではなく、病原体によって感染してしまった自分の細胞に対しても自然死（アポトーシス）をさせて細胞の再生を促す働きをしています。

これらの3つの機能は単独ではなく、連携しながら働いています。もしも3つの機能がなかったなら、ケガをしても細胞は元に戻りませんし、傷口はいつまでも塞がらず、そこから細菌が侵入して感染症を起こしてしまいます。

「保つ」「治す」「守る」という3つの機能がしっかり働くことで、初めて自然治癒力が起動して健康が維持できるようになります。

たとえ医者にかかって薬を処方されたり、手術をしたりしたとしても、本来、それは回復を助けるための処置であり、最終的には本人のもつ自然治癒力が働かなければ治るまでには至らないということです。

その最たるものが、医療現場で行われている「ダメージコントロール」ではないかといわれています。

重症の患者が搬送されて緊急手術を行うとき、医師が最も警戒するのは「低体温」「アシドーシス（体液が正常より酸性に傾いた状態）」「出血傾向」という3つの状態です。この3つの状態は「死の3徴」と呼ばれ、これらがそろうと患者はほぼ助からないとされているからです。

特に重症の外傷などでは体温が下がらないようにしなければなりませんが、緊急手術中はどうしても体温が下がりやすく、大量に出血しようものなら、すぐに死の3徴がそろいそうになります。このとき、信じられないかもしれませんが、医療現場では出血を止めるだけにとどめて、なんと患部にガーゼを何十枚と押し込んだ状態のままで、手術を一時中断することがあるのです。そして、ＩＣＵ（集中治療室）でしばらく回復するまで対処療法で経過観察を続け、時間が経ってから再び手術を行うという方法を取ることもあります。

これは、まさに患者の自然治癒力に委ねた究極の医療といえるでしょう。それくらい人間の体は、自分で治そうとする力を秘めているということです。

ちなみに、ダメージコントロールはもともと軍隊用語で、戦艦などが損傷した際に応急処置を施し、母港に帰ってからきちんと修理することをいいます。それが、いつしか医学用語としても使われるようになりました。

したがって、自然治癒力は人間が生きていくための「生命力」そのものといえます。よく自然治癒力は免疫力やホメオスタシスと同一に考えられていますが、免疫力やホメオスタシスは体の機能であり、これらを内包しているのが自然治癒力ということになります。ですから自然治癒力を維持するためにも、先の3つの機能がしっかり働くような体内環境を整えることが重要になってきます。

## なぜがん患者は増えているのか

自然治癒力が備わっているのであれば、私たちは病気になったとしても医療に頼ることなく、自分の力で治して健康でいられるはずです。ところが、現実にはさまざまな病気を抱えている人が大勢おり、多くの医療機関の待合室も患者で溢れています。なかでも、がん患者は増える一方で、減っていると実感している人は少ないでしょう。実際、がんの死亡者数は確かにこれまで増えています。国内のデータを見ても、がんによる死亡者数はこの50年近くの間、増加を示しています。

しかし、がんのメカニズムの解明や治療法の研究は世界中で進んでおり、「がんも治る時代になってきた」ともいわれています。

２０２１年の４月27日に国立がん研究センターがまとめた調査結果によると、がんの10年生存率が全体で59・４％に達していることが分かっています。この調査結果は、全国各地にあるがんの拠点病院２４０施設で診断された約24万人の患者を対象とした大規模データに基づいたもので、これほどの規模での10年生存率の調査は初めてのことです。

さらに詳細に見ていくと、前立腺がんはほぼ１００％、乳がんで約90％の生存率となった一方、小細胞肺がんは９・１％、膵臓がんは６・５％となっています。がんの種類や進行度によっては５年後以降にも生存率が下がるがんもありましたが、がんも不治の病ではなくなってきたともいえる結果です。

にもかかわらず、なぜがん患者が増えてしまうのか？　この矛盾に対する答えが、まさに日本の抱えている超高齢社会の問題にあるのです。

実は、年齢別に見ていくと、がんの発生率は高齢になるほど上がっていきます。しかも、がん年齢といわれる40代以降で急激に高くなっているのです。

平均寿命が50年くらいだった時代は、がんを発症する前に寿命のほうが先に尽きてしまうので、がんになる人は少なかったのです。しかし、平均寿命が延び続けた結果、がん患者が増えてしまったというわけです。

がんは遺伝子の異常が積み重なることで発症するので、長生きをすればするほど遺伝子に異常が生じるリスクは高くなり、がんになる確率も上がるということです。ある意味、がんは老化現象の一つともいえます。

日本人の平均寿命は厚生労働省の統計データによれば、２０２１年現在女性で約87歳、男性で約81歳です。急速に進んでいる超高齢社会にある日本では、がんになる人自体がどうしても増えてくるため、亡くなる人の数も増えているというわけです。けれども同じ年齢の人を過去と現在で比較すると、現在のほうががんになる人の数は減っており、がんになっても亡くなる人の数は低下しています。

これが、がんで亡くなる人が減って助かる病気といわれる一方で、がんによる死亡者数が増加している理由です。

図表１　年齢階級別死亡率（全部位　2019年）

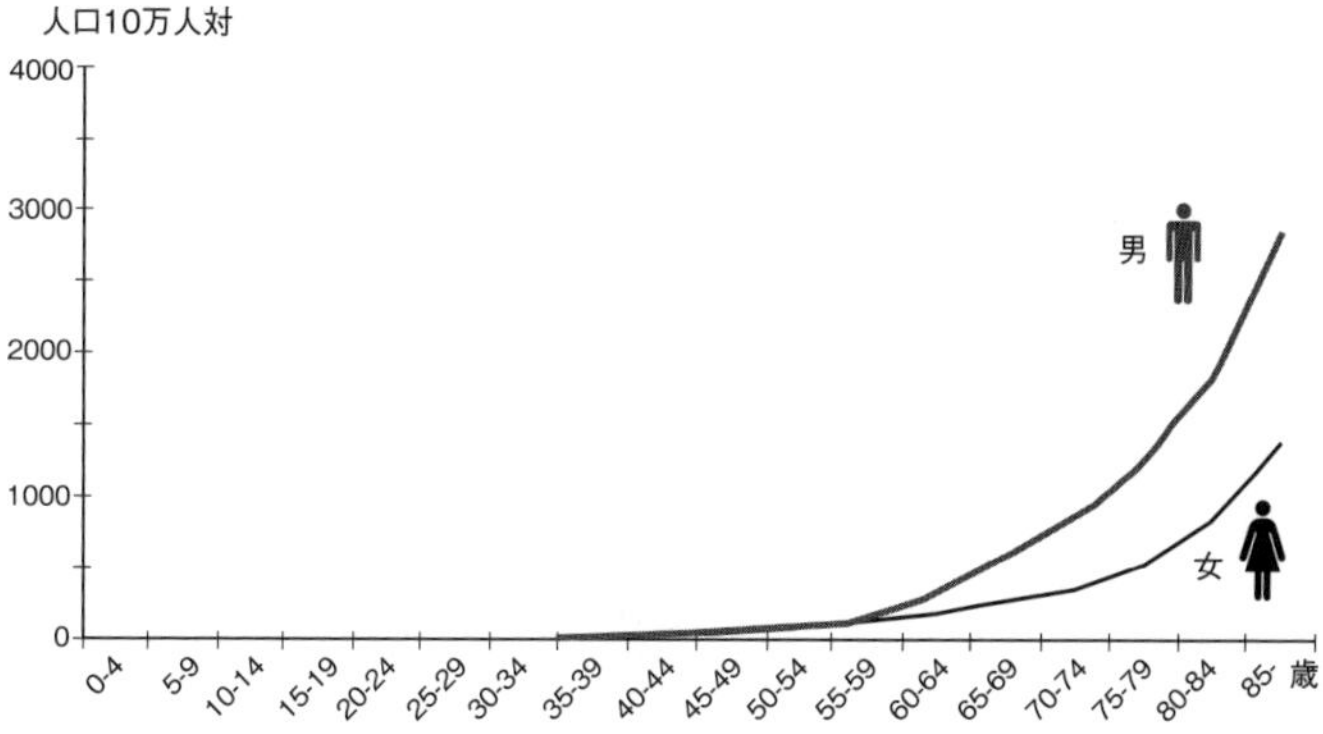


資料：国立がん研究センターがん対策情報センター
Source: Center for Cancer Control and Information Services, National Cancer Center, Japan

図表２　年齢階級別罹患率（全部位　2017年）

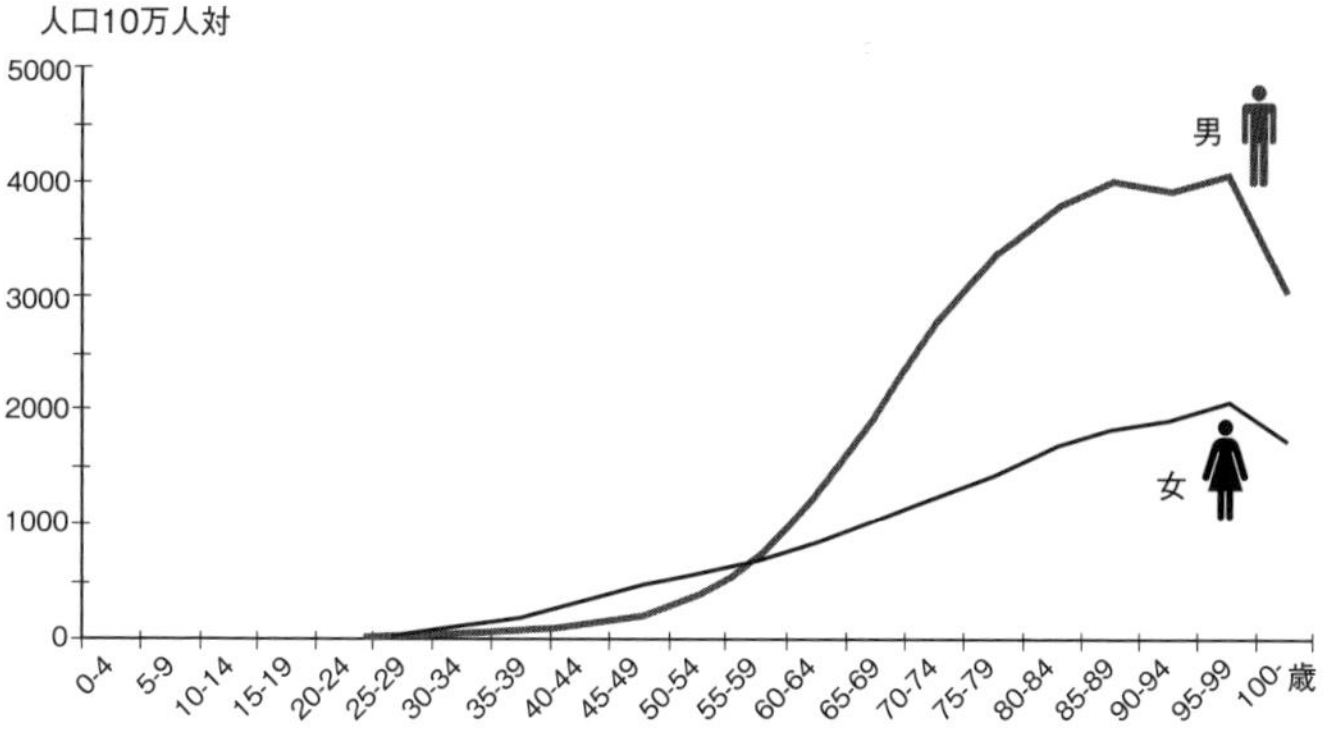


資料：国立がん研究センターがん対策情報センター
Source: Center for Cancer Control and Information Services, National Cancer Center, Japan

図表3　性別・年齢階級別がん罹患者数（1975年、2014年）

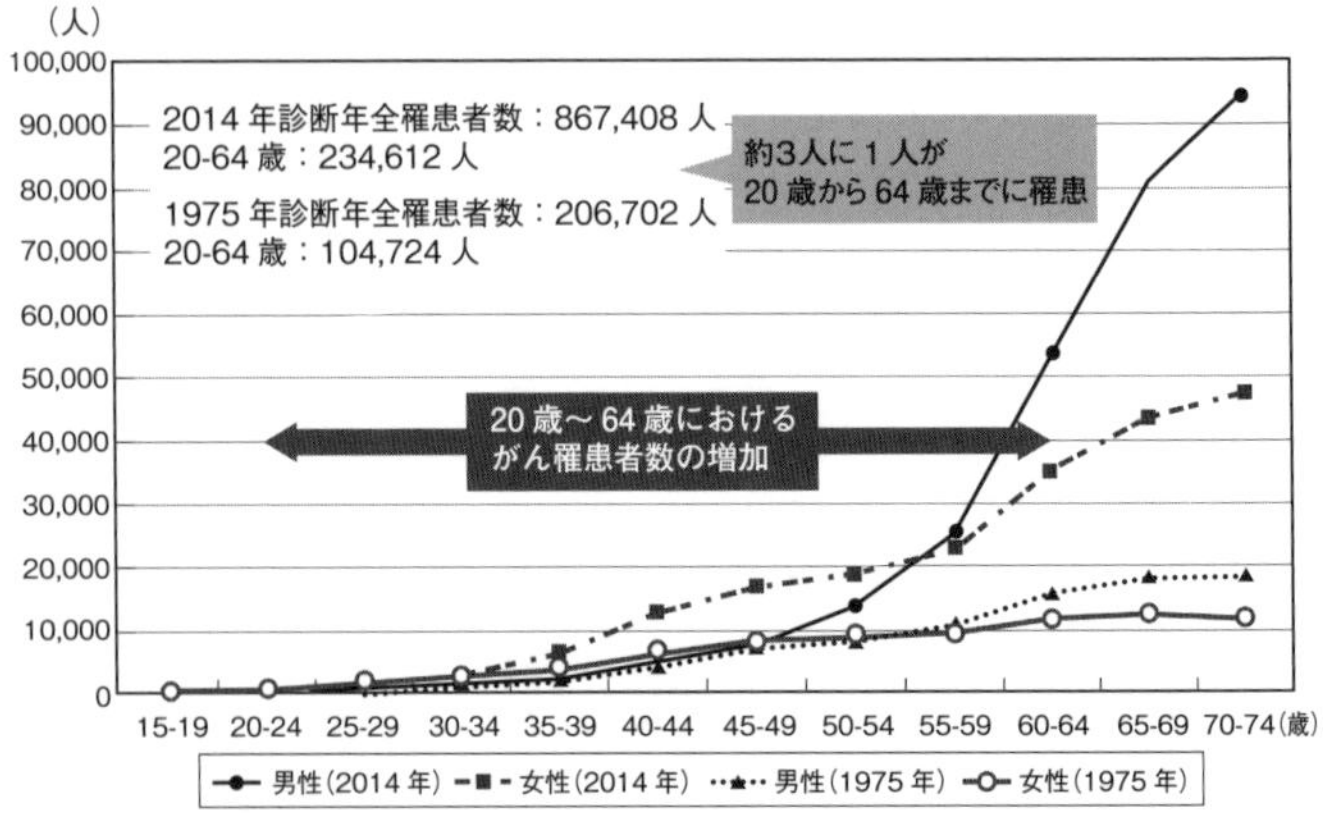


資料：独立行政法人国立がん研究センターがん情報サービス「がん登録・統計」より
厚生労働省政策統括官付政策評価官室作成

## 加齢とともに免疫機能も老化する

本来、人間の体は体内にがんが発生したとしても、それですぐに死に至るほど脆弱にはできていません。また、空気中に浮遊する目に見えない無数の細菌やウイルスを吸い込んだとしても、そう簡単には感染して病気になることもありません。

実際に、健康な人の体内でも毎日3000〜5000個のがんの芽が発生しているといわれています。それでもがんにならないのは、自然治癒力の機能の一つである自己防衛機能が働いているからです。

自己防衛機能の中心となって働いているのが

「免疫」です。免疫とは病原体などの異物を排除して体を守る生体防御システムのことで、これが正常に働いている限り、私たちは病気とは無縁の生活が送れるはずです。

ところが、免疫システムが正常に機能するには、人体を構成している一つひとつの細胞が元気で、活気づいていなければなりません。この前提条件を満たしてこそ、がんをはじめとするあらゆる病気の発病や進行を阻止することができるのです。

しかし、免疫システムも万全ではありません。生涯にわたって活発に機能するわけではなく、体力が落ちるのと同様に、加齢に伴って免疫も衰えていきます。一説によると、免疫を担当している細胞の活性は20歳をピークに下降線をたどり、40歳になるとピーク時の半分になってしまうとされています。つまり、免疫細胞も老化するために免疫システムが手薄になった結果、免疫力も低下し、がんを排除できなくなるということです。

加齢とともにがん患者が増加するのも、こうしたことが要因の一つです。ただ、免疫力の低下には加齢のほかに、生活習慣や食生活などの環境、ストレス、気のもちようなども大きく関係しているため、若い人でも過度のストレスを抱え込んでいたり、忙しくて睡眠不足の状態が続いていたりすると、発症する可能性がありますからトータルで考えていかなければならない問題ではあります。

免疫システムの老化は、結果として病気を招き、同時に病気そのものがさらに免疫力を低下させる、という悪循環を生み出します。特にがんの場合は免疫が深く関与しているため、発症したということは、それほどまでに免疫力が低下していることを意味しています。

それだけではなく、免疫システムが老化していると感染症にかかりやすくなったり、それ以外の病気も発症しやすくなったりします。例えば、感染源である細菌やウイルスを見つける能力が衰えていると免疫システムが見逃したり、見つけて退治したりしようとしても負けてしまいます。

また、ホメオスタシスの機能が低下することで炎症を抑えることができなくなり、慢性的な炎症が続いた状態にもなります。実際に、高齢者の体内では低レベルの炎症が持続した状態になっているケースが多く、自己免疫疾患である関節リウマチやアレルギー、ワクチン効率の低下などにも密接に関係していると考えられています。

このような状態のなかで、がんを発症して手術や放射線、抗がん剤などの治療を受けて、果たして患者の体は耐えられるでしょうか。これが、年齢が上がるにつれてがんによる死亡者数を増やす要因にもつながっていると、私は考えます。

# がん細胞が増え続けてしまうと、がんが発症する

私たちの体は、約37兆もの細胞で構成されているといわれています。これらの細胞は通常、心臓なら心臓、肺なら肺というように、決められた場所でそれぞれが役割を果たしています。そして、一定の周期で古い細胞と新しい細胞が入れ替わったり（新陳代謝）、ケガをするなど体や周囲の状態に応じて細胞が分裂・増殖、そしてプログラムされた自然死（アポトーシス）を繰り返し、体の恒常性を保っているのです。

例えば、転んでケガをすると細胞が増殖して傷口を塞ぎますが、傷が治れば増殖を停止して、それ以上は増えることがありません。また、臓器のなかでも肝臓は唯一、4分の3を切除しても数カ月後には元の大きさに戻るほど再生能力に優れていますが、元の大きさより大きくなることもありません。

なぜかというと、細胞が老化したり、欠損したり、死滅したりしたときにのみ、新しい細胞が作られて入れ替わるようにプログラムされているからです。正常な細胞は、「増殖しなさい」という命令（シグナル）を受け取ったときにだけ分裂を始め、ある程度の大き

さまで成長すると「増殖を止めなさい」という命令が出るようになっています。

細胞分裂では、人体の設計図である遺伝子をコピーしていますが、その際にコピーミスを起こすことがあります。これが遺伝子の突然変異です。

コピーミスを起こす原因として挙げられているのが老化ですが、ほかにも化学物質、ウイルス、放射線、紫外線などの発がん因子があります。これらによって細胞内に収められている遺伝子が傷つき変異を起こすと、細胞分裂のコントロールが利かなくなり、勝手に増殖し続けるようになります。この「死ななくなった」細胞こそが、がん細胞なのです。

しかし、細胞に変異が起こり、がん化したとしても、それですぐにがんを発症するわけではありません。体内には、常に全身を監視している免疫システムが備わっているからです。この免疫の働きやアポトーシス（細胞の自然死）によって異常な細胞は排除されるため、基本的にはがん化した細胞は生き残ることはできません。

ところが、途中で死滅せずにがん細胞が増えていくと、がんが発症してしまいます。

本来、排除されるはずの免疫の監視を逃れて生き残った1つのがん細胞が2個に、2個が4個に、4個が8個にと、時間とともに倍々ゲームのように増えていきます。死ない細胞ですから時間が経った分だけ、細胞の数は増えていきます。こうしてはじめは1つに過ぎなかったがん細胞が、反乱軍として体を攻撃し始めます。

一般的には、たった1つのがん細胞が検査で見つかるほど大きくなるには、10～20年の時間を要します。つまり、今がんが見つかったとすると、それは10～20年前に生き残ったがんの芽がひっそりと成長したことになり、長く生きていなければ、がんという病気を発症する時間もないということです。

このようなことからも、がんは老化現象の一種といえるわけです。コピー機でも新品のときにはきれいにコピーできますが、何年も使い続けていると文字がかすれたり、紙が折れ曲がったり二枚重ねになったりと、不具合が生じてコピーミスを起こす確率が高くなります。これと同様に、長生きすると細胞にもコピーミスが起こりやすくなるのに加えて、免疫細胞が老化して働きが鈍くなるのです。

ただし、がんは基本的には老化現象の一種といいましたが、子宮頸がん、大腸がん、乳がんなどは、働き盛りの世代にも増えていることには注意が必要です。

## がん は増殖・転移をするからさらに厄介

細胞が増殖するには、増えるように情報を伝える手段が必要です。細胞同士は「シグナル（命令）」を送って連絡を取っています。

私たちの細胞には、あらかじめ増殖プログラムが組み込まれていて、細胞の増殖を促すシグナルを送る「増殖因子」と呼ばれるタンパク質の働きによって増えていきます。そして、必要な量まで増えると、それ以上は増えないように今度はブレーキ役となるタンパク質の働きによって制御されています。

こうしてバランス良くアクセルとブレーキが機能し、厳密にコントロールされていますので、細胞が増え過ぎたり減り過ぎたりすることはなく、正常細胞は秩序を保ってそれぞれの場所で役割を果たし、体を維持しています。

もしも細胞が自分の居場所を離れてしまったとしてもアポトーシスを促されるため、生きていけずに死んでしまうのです。つまり、肺になる細胞は肺の中にとどまって呼吸器として働き、心臓に移動することはありません。仮に移動したとしても、生きられずに死んでしまうということです。

しかし、反乱軍であるがん細胞は違います。増殖を続け、血管やリンパ管などを通して軽々と移動し、新天地でも死なずに増殖（転移）を続けていきます。

なぜそれができるのかというと、正常細胞の場合は必要に応じて増殖因子が作られますが、がん細胞の場合は自らの細胞の増殖プログラムを呼び起こし、ブレーキを利かなくすることで勝手に自己増殖をしてしまうからです。したがって、がん細胞が増殖する鍵を握っているのは「増殖因子」ということになります。

私たちの細胞の表面には、さまざまな物質（分子）を受け取るために、いろいろな種類の受容体（レセプター）が付いています。そのなかで増殖因子は、「増殖因子レセプター」と結合しています。レセプターは細胞の内側で酵素とつながっており、増殖因子を受け取ると向かい合っているもう一つのレセプターの根元にある酵素を呼び寄せ、レセプター同士を結合させます。それぞれの酵素は、お互いのタンパク質に働きかけ、触媒反応でそれをリン酸化しています。つまり、タンパク質がリン酸化することで、シグナルが伝わっていく仕組みです。

リン酸化というのは、一種の化学変化です。タンパク質は化学変化によって構造を変えることで、情報伝達の手段を獲得するわけです。例を挙げると、ここにＡさんとＢさんがいたとしましょう。ＡさんがＢさんに情報を伝えようとしたとき、言葉を発するなどなんらかのリアクションを起こさなければ何も伝えられません。Ａさんのリアクションがリン酸化に当たり、リン酸化するとＢさんに情報が伝わります。

しかし、ＢさんはＡさんからの情報を受け取ることはできても、今度はＢさん自身がリアクション（リン酸化）を起こさなければ、別のＣさんにその情報を伝えることはできません。ですからＢさんもリン酸化して、Ｃさんに情報を伝えていきます。

こうして、細胞内にあるさまざまなタンパク質が連鎖的に次々とリン酸化していき、増殖因子による情報（シグナル）がリレーのようにＤさんへ、Ｅさんへと、先へ先へと伝えられていきます。最終的には、遺伝子が収まっている核にまでシグナルが伝わり、さまざまな遺伝子を発現させて細胞が増殖するというわけです。

このような増殖プログラムを悪用し、がん細胞は増殖因子をまき散らして際限なく増え続けるのです。

さらに、最初に発生した場所（原発巣）を離れ、別の臓器や器官でもがん細胞は増えていきます。これが「転移」で、コントロールが利かないがん細胞は、時間をかけて増えるだけではなく、別の場所に移動しやすくなる性質も獲得します。そして、元の場所を離れ、血液やリンパ液の流れに乗って移動し、流れ着いた場所で再び増殖を始めます。

さて、正常細胞はほかの場所では生きられないのに、がん細胞はどうして別の場所でも生きることができるのでしょうか。これには、細胞のもつ「足場依存性」や「接触阻止」といった性質が関係しています。

正常細胞の場合は別の場所に移動したとしても、接着する足場がないととどまることができません。これを「足場依存性」といって、ほかの場所では増殖できない仕組みになっています。また、ほかの臓器の細胞同士が接触すると危険防止のために、増殖が停止する「接触阻止」という作用が起こることで、二重にガードされています。

ところが、がん細胞は足場がなくても接着できるばかりか、ほかの臓器の細胞と接触しても増殖を続けられる性質を獲得しているのです。

こうして、増殖と転移を可能にした不死身の性質となったがん細胞は体を蝕んでいき、やがて命まで奪ってしまいます。これが、がんの恐ろしいところです。これを食い止めるには、がんの早期発見・早期治療が重要です。

# がんに勝つには免疫のアンチエイジングが必要不可欠

たとえ体内でがんが発生しても免疫の力が強ければ、がん細胞の増殖を抑えることができます。しかし、免疫力が低下した状態が続き、異物を排除する力が弱まってくると、がんは一気に勢力を拡大していきます。

実際に、がん患者の免疫の状態を調べてみると、多くの場合でがんを攻撃する免疫細胞の数が減少していたり、数はあっても活性化していなかったりして、免疫システムが十分に機能しているとは言い難い状態にあります。

そもそも、がん患者は長期にわたって免疫力が低下していたことが発病の原因にもなっています。がんを打ち負かすには、発病前よりも免疫力を上げる必要がありますが、発病してから免疫力を上げるのは簡単なことではありません。

がんを予防するのであれば、一般にいわれているような食生活や生活習慣を改善してリスクファクターを減らすなど、日常生活のなかで実践していくことは可能でしょう。しかし、すでに発病してしまった場合は、食生活や生活習慣の改善ではがんを克服することは困難といわざるを得ません。

自己免疫力の強化によってがんに対抗するには、免疫細胞の活気を取り戻して防御と同時に攻撃力を強化すること。つまり、免疫のアンチエイジングを図る必要があります。

# 第2章

# がん・感染症……病気になるかならないかは
# 免疫の働き次第

# 自分と自分以外を選り分けるのが免疫の仕事

２０２０年から新型コロナウイルスが猛威を振るい、世界は大きな危機に陥りました。これまでにもペストや天然痘、スペイン風邪など、人類は幾度となく生存を脅かす感染症にさらされながらも生き延び、現在まで脈々と命をつないできました。

まだ医療も薬もない時代でさえ生き残ることができたのは、私たちの体に病原体を排除して病気から身を守る免疫システムが備わっていたからにほかなりません。免疫力がどれほど大事なのかは、今回の新型コロナウイルスの蔓延によって多くの人が認識したのではないでしょうか。

これほどまでに免疫が注目された時代はないかと思います。

そこで、免疫がどのようにして病原体から私たちの体を守っているのかを、この機会に改めて見ていきます。

もともと免疫は、体内に侵入してくる病原体だけに反応しているわけではありません。

例えば、臓器移植を考えると分かるように、他人の臓器を自分の体内に移植すると強い拒絶反応が起きて移植した臓器を排除しようとします。また、血液型がA型の人にB型の血液を輸血すると、やはり体は排除しようと働きます。

このように、病原体だけではなく臓器でも血液でも、とにかく「自分（自己）」と「自分ではないもの（非自己）」を認識し、自分以外のものをすべて排除しようとすることで、自分を守るシステムが免疫の基本になっています。外部からの異物だけではなく、内部から発生したがんのような反乱軍に対しても、〝異物と認識すれば〟排除するように働きます。

こうした自己と非自己を認識する能力も、私たちが成長とともにいろいろと学習するように、免疫も学んで獲得しています。

実は、胎児や生まれたばかりの赤ちゃんは、まだはっきりと自己と非自己が決定されていません。もしも母体が拒絶反応を起こしたら、胎児はたちまち排除されてしまいます。母体と胎児は、お互いに融通し合って共存しているのです。

また、生後間もない赤ちゃんも、免疫細胞が未熟なために自己と非自己を認識することができません。ですから母体から受け継いだ免疫に守られながら体内にないものは非自己となり、すべてを異物とみなして排除の対象となるのです。それが、生後半年～１年くらいまでの間に、いろいろな異物と接することで学習して自己と非自己が確立し、体内の免疫細胞は非自己と認識した異物に対して攻撃するようになります。

## 免疫は2段構えで異物を排除するシステム

免疫の最前線に立って非自己（自分以外の異物）を攻撃し、排除しているのが免疫細胞です。一般的には「白血球」という総称で呼ばれていますが、その種類は多く、働きもそれぞれに異なります。

免疫システムは、自然免疫と獲得免疫という2段階で構成されています。自然免疫は生まれつき備わっている防衛部隊で、獲得免疫は生まれてから経験を通して備えていく特殊部隊です。言うなれば免疫は不審者の侵入を防ぐセキュリティーシステムですので、何がなんでも侵入を阻止するために二重のガードがなされています。

ここで、分かりやすく不審者が建造物に侵入しようとする状況で説明します。

まず、異物を阻止する最前線にいる部隊が自然免疫です。初期防衛はたいへん重要ですから外部から侵入しにくいように強固な外壁（皮膚など）で防ぎ、各入り口（鼻や口、胃腸など）には警備員（免疫細胞）を配置して通行人を厳しくチェックしています。

たとえこれを突破し、まんまと内部（血液中など）に入れたとしても、常にパトロール隊が巡回していますので、見慣れない人がいれば有無を言わさずすぐに取り押さえられてしまいます。ここで抵抗をしようものなら、「あそこで不審者が暴れている」と騒ぎになり、警備員が仲間を呼び集めて攻撃するため、たいていの侵入者はこの段階で排除されることとなります。

このように、相手が何者であるかは関係なく、とにかく見かけない人は無差別に取り押さえて（非特異的免疫）排除します。これは一見、原始的で効率の悪い方法に思えますが、ここで侵入を食い止めなければなりませんので、疑わしいものはすべて排除するのが初期防衛においては重要なことなのです。

ここで難なく防げれば安全が保たれますが、思いのほか侵入者が強くて警備員がやられてしまうと建造物が占拠される、つまり体でいうなら病気に負けてしまって「発病」となります。

そこで、自然免疫の部隊が苦戦を強いられたときは、ただちに特殊部隊である獲得免疫が応援に駆けつけます。

獲得免疫は、自然免疫から応援要請を受けないと動かない部隊ですが、特別な訓練を受けた攻撃のエキスパート集団です。応援要請を受けて隊員たちに攻撃命令が出されると、効果的な戦術で素早く対応して侵入者を排除してしまいます。

なぜこのような戦術が取れるのかというと、自然免疫の部隊が不特定多数の敵を相手にしているのに対して、獲得免疫は特定の敵に的を絞ってピンポイントに攻めるからです。自然免疫から要請を受ける際に不審者の特徴をきちんと伝えられているため、人相や戦い方、弱点などを把握しており、そこを狙った効果的な武器を作って攻撃をしかけます。

この武器は、個々の攻撃相手に合わせて作られるオーダーメイドで、標的が変われば武器も変わる仕組みです。

また、次の襲撃に備えて万全の体制を整えるのも、獲得免疫の大きな仕事です。事態が終結したとしても、再び同じ侵入者が現れる危険があるからです。二度と過ちを繰り返さないためにも、セキュリティーを厳しくする策を講じなければなりません。

そこで、侵入者の特徴を分析して記憶し、保存しておくのです。こうしておけば、再び侵入者が襲ってきてもすぐに特徴を照合でき、ヒットすれば手口が分かっていますから素早く武器を量産して先手を打てるので、効率良く撃退できます。

したがって、特殊部隊にはたくさんの種類の武器が保管されていることになりますが、初めて出くわした侵入者に対してはなんの情報もなく、特徴を知りませんので戦い方も分からずに負けてしまうのが弱点です。

このように、実戦（経験）を通して磨かれ獲得していく免疫なので、獲得免疫（特異的免疫）といいます。

自然免疫と獲得免疫の違いを簡単にいうと、「記憶」の有無ということになります。記憶がなくても異物（非自己）であれば即攻撃をするのが自然免疫、異物を記憶して戦略的に攻撃するのが獲得免疫です。

私たちの体は、こうして免疫という厳しいセキュリティーシステムによって守られているからこそ健康でいられるのです。そのため、免疫システムが正常に機能しなくなると簡単に不審者の侵入を許してしまうこととなります。

## 細胞には「私」を示す印がついている

侵入者の特徴をつかんで攻撃をしかける獲得免疫は、効率良く戦えるのが強みといえます。こうしたシステムのおかげで、はしかや風疹、おたふくかぜなどの感染症には「一度かかると二度とかからない」、いわゆる「免疫ができる」というわけです。

しかし、この獲得免疫に対して、もともと私たちの正常な細胞から変異した反乱軍のがん細胞の場合、侵入者かどうかが分かりにくいのではないかという疑問が湧きます。実際に、がん細胞の場合は異物であることが分かりにくく、免疫細胞も見逃してしまうことがあるのです。その一方、ウイルスや細菌などの病原体は、明らかに異物であることが分かります。

そうなると、自己か非自己かを免疫細胞はどのように見極めているのでしょう。

実は、ウイルスや細菌などの表面には、私たちの細胞とは明らかに違う目印がついているからなのです。

私たちヒトの細胞のすべてには、「私」であるという自己同一性を示す「目印」（主要組織適合抗原：ＭＨＣクラスⅠ分子、ヒトではＨＬＡクラスⅠと呼ぶ）がついています。約37兆個といわれるヒトの細胞の一つひとつに、「私」を示す同じ印がついているということです。この印が免疫でいう「抗原（免疫作用を起こす物質）」となります。

ヒトとウイルスの「抗原」は異なるため、免疫細胞は簡単にウイルスを異物として見分け、排除することができます。これはヒトに限らず、あらゆる生物に共通している仕組みです。ヒトと犬や猫などの動物では抗原がまったく違いますし、近いようでもヒトと猿の抗原も異なります。同じ人間同士でも、親子、兄弟では違う抗原をもっています。

臓器移植の際に問題となる「拒絶反応」は、人間の臓器であっても異なる「抗原（ＭＨＣ）」がついているために、移植された臓器を免疫細胞が異物と判断して排除しようと働く反応です。

私たちは自分の心臓を見て、「これは私の心臓」「これは他人の心臓」と見分けることはできません。ところが免疫システムは、一瞬で見分けて拒絶反応を起こすため、免疫の働きがいかに精巧であるかが分かります。

ＭＨＣは、ＨＬＡ（ヒト白血球抗原）とも呼ばれ、いわば白血球の型になります。通常は血液型というと、ＡＢＯという赤血球の型が輸血のときなどに重要となりますが、臓器移植の場合はＨＬＡ型が一致することが必要です。

また、ＭＨＣには自己と非自己を認識するクラスⅠと、抗体産生の制御を担うクラスⅡという2種類のタイプがあります。

このような目印のおかげで、通常は自分の細胞を免疫細胞が攻撃することはないのですが、なんらかの原因で機能しなくなり、自分の組織にまで非自己の認識をしてしまうのが自己免疫疾患です。

したがって、免疫細胞の数も活性（攻撃力）も十分で、細菌やウイルス、がん細胞といった異質なものを排除できる状態にしておかなければ健康は守りきれなくなります。

## 免疫の担い手は〝白血球〟の精鋭部隊

免疫を担っているのは免疫細胞といわれる白血球ですが、これには殺菌作用のある顆粒をもっている好中球、好塩基球、好酸球という顆粒球や、異物を食べるように取り込むことから貪食細胞ともいわれるマクロファージや樹状細胞、そしてリンパ球と呼ばれるＮＫ細胞（ナチュラルキラー細胞）、Ｔ細胞、Ｂ細胞、ＮＫＴ細胞（ナチュラルキラーＴ細胞）などの種類があり、それぞれが重要な役目を果たしています。これらは、体の中でさまざまな働きをしています。

**・自然免疫の戦い方**

体内に異物が侵入したとき、すぐに活動する初動部隊が自然免疫です。

血液中を監視して移動するマクロファージや樹状細胞は、異物を発見すると相手が細菌だろうと死んだ細胞だろうと構わずに食べて分解・処理します。そして、貪食した異物の一部である抗原（敵の目印）を、次に控えている獲得免疫のヘルパーＴ細胞に示す（抗原提示）働きも担っています。

マクロファージや樹状細胞と同様に、全身をパトロールしているのが殺傷力に優れたＮＫ細胞やＮＫＴ細胞です。これらは異物を見つけると、ただちに襲いかかります。ＮＫ細胞は、どこからの指示も受けずに単独で行動する一匹オオカミの殺し屋とも呼ばれ、異物に接着してパーフォリンやグランザイムなどのタンパク質の粒子を打ち込んで殺してしまいます。ＮＫＴ細胞は、自然免疫と獲得免疫の両方の性質を併せ持つ頼もしいリンパ球で、ＮＫ細胞と同じように非常に高い殺傷力で異物を殺していきます。

こうして、自然免疫だけで排除することができれば、私たちの健康は保たれて病気になることはありません。しかし、自然免疫だけでは対処しきれないときには、獲得免疫の出番となります。

## ・獲得免疫の戦い方

獲得免疫は、侵入してきた異物の特徴を認識し、それのみをターゲットにして効率良く攻撃する特殊部隊です。

けれども、獲得免疫が働くには異物の特徴を知っていなければ動きようがありません。そこで、自然免疫である好中球やマクロファージが、自分たちで処理しきれなくなると異物の特徴、すなわち攻撃の目印となる抗原の情報を樹状細胞に伝えます。

免疫細胞同士は、「サイトカイン」といわれる情報伝達物質を通じて連絡を取り合っています。つまり、サイトカインは連絡役のような役割を担っています。

樹状細胞は、マクロファージと同じように異物を貪食し、抗原の一部（指名手配書）を獲得免疫のリンパ球であるヘルパーT細胞に提示します。それと同時に、T細胞の働きを活性化したり、働きを抑えたりしてコントロールするなど、免疫システムの司令塔の役目を果たしています。

こうして、樹状細胞が私でない印、つまり攻撃対象となる抗原の情報を得ると、リンパ節に移動します。リンパ節には未熟なT細胞やB細胞が待機していますが、これらの細胞はまだ敵と出会ったことがありませんから特徴が分かりません。そこで、樹状細胞が新顔である抗原の情報を教えます。つまり、指名手配書を渡して覚えさせるのです。すると、未熟なＴ細胞やＢ細胞は活性化して成熟し、異物を直接攻撃する殺傷力の強いキラーＴ細胞（細胞傷害性Ｔ細胞）や、キラーＴ細胞の働きをバックアップするヘルパーＴ細胞、異物に適したオリジナルの武器となる抗体を作るＢ細胞、抗原の情報を記憶しておく記憶Ｔ細胞や記憶Ｂ細胞などへと、それぞれの役目を果たすべく変化します。

獲得免疫の場合は役割分担が明確になっており、それぞれが規律正しく自分の部隊で任務を遂行しています。大きく分けると、Ｂ細胞が主役となって働く「液性免疫」と、Ｔ細胞が主役となって働く「細胞性免疫」の２つの部隊があります。

液性免疫は、ヘルパーＴ細胞から指令を受けたＢ細胞がサイトカインによって活性化し、敵である異物に見合った抗体を作ります。抗原と抗体は鍵と鍵穴の関係にあり、鍵（抗原）にぴったりと合う鍵穴（抗体）を作ることで異物の動きを封じ込めて分解します。

Ｂ細胞は、一度出会った抗原の情報を記憶するため、素早くその抗原に合った抗体を作ることができます。

これに対して細胞性免疫は、がん細胞やウイルスに感染した細胞など自分の細胞内に発生した異質な敵と戦う免疫です。抗体を作ることはなく、キラーＴ細胞やＮＫＴ細胞などが直接異物を攻撃します。

樹状細胞による抗原提示で異物の情報を受け取ったヘルパーT細胞は、インターロイキンやインターフェロンなどのサイトカインを放出します。これによってキラーT細胞が活性化し、異物を攻撃するようになります。そして、この情報は記憶T細胞によって記憶されます。

こうして、次に同じ敵が侵入してきたときに、素早く臨戦態勢を取って攻撃ができるように備えます。つまり、1回目は異物を認識していませんから戦い方が分からずに負けてしまいますが、2回目からは異物の情報を記憶していますので、ピンポイントに狙って確実に仕留めることができるのです。

これが、一般にいわれる「免疫ができた」とか「抗体ができた」ということで、はしかやおたふくかぜに一度かかると二度とかからない仕組みでもあります。

抗体というと時節柄、皆さんは新型コロナウイルスのワクチンを思い浮かべるかもしれません。ワクチンは、まさに液性免疫の働きを利用したもので、病原体の毒性を無毒化したり弱毒化したりしたものを、あらかじめ体内に入れて抗体を作っておくことで獲得免疫を作り、予防効果を狙っています。

さて、こうして病原体などの敵が侵入した場所には、さまざまな働きをする免疫細胞が集まって戦場となっているために、私たちの体では炎症が起こって発熱などの症状が現れます。つまり、炎症は免疫細胞が戦っている証でもある反応なのです。

そして、免疫が一定の役割を果たして異物が撃退されると、過剰防衛にならないように免疫細胞にブレーキがかかって戦いが鎮静化されます。

戦いが終わったあとには、異物や仲間の死骸が散乱していますが、その死骸を食べてきれいに掃除するのも貪食細胞であるマクロファージなどの自然免疫系です。こうして元の状態に戻るというシステムが免疫です。

このようにして私たちの体を守っていますので、この砦である免疫の力が低下してしまうと、がん細胞や細菌、ウイルスなどを排除できなくなって発病し、重症化すると死に至ることもあるのです。

図表4　免疫の仕組み

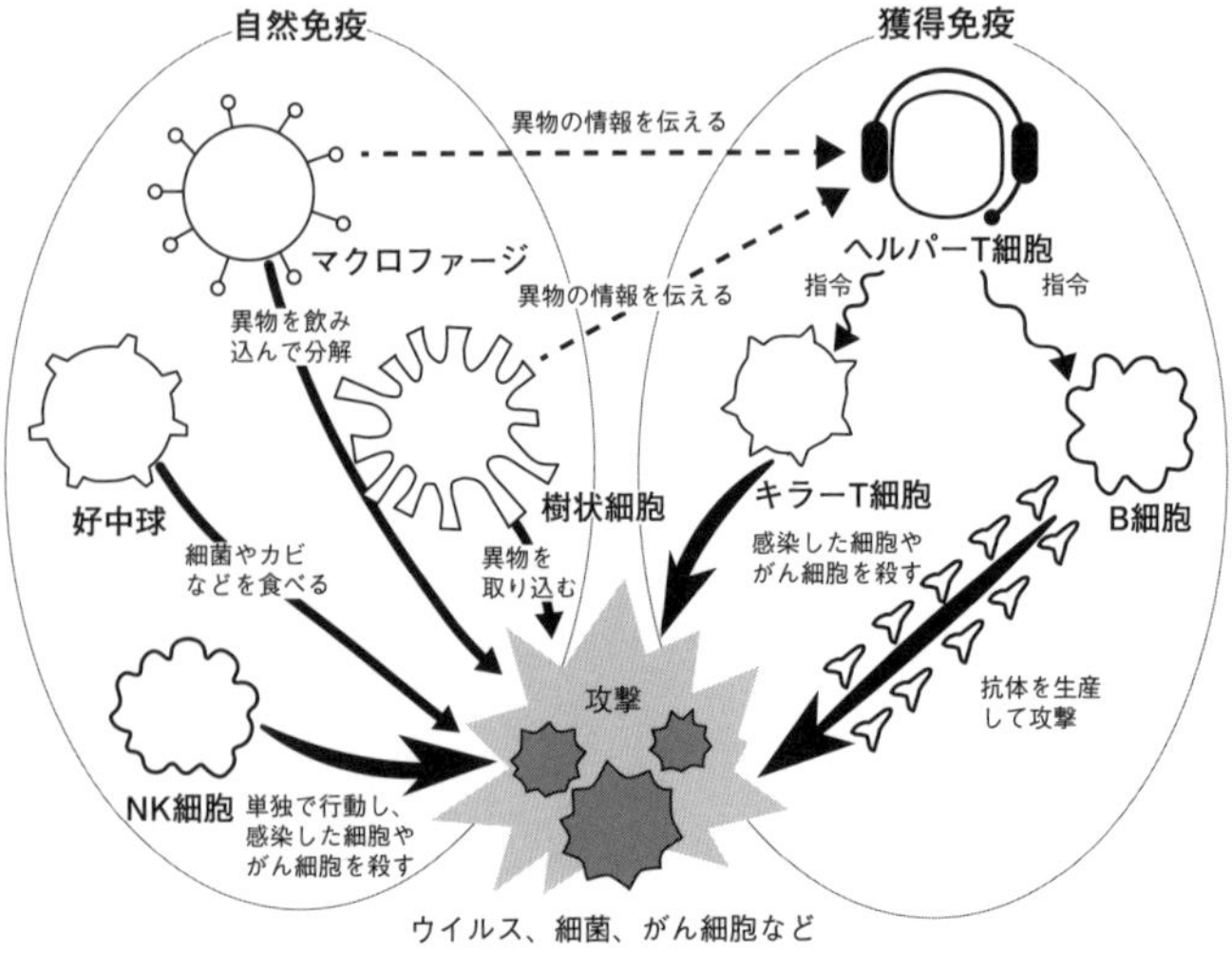


## 免疫細胞はどこで作られる？

血液は、栄養分や電解質を含んだ「血漿」と呼ばれる液体成分と、「血球」と呼ばれる小さい粒の有形成分から成っています。血球には赤血球、白血球、血小板という3種類の細胞があり、赤血球は体内の各臓器に酸素を運び、白血球は病原体から体を守り、血小板は出血を止めるという、それぞれが特有の役目を担っています。これらの3種類の血球は、「造血幹細胞」と呼ばれるたった1種類の細胞から作られています。つまり、赤血球も白血球も血小板も、元は同じ細胞というわけです。

造血幹細胞は、実は骨の中で作られています。骨の中心部は空洞（骨髄腔）になっており、中はゼリー状の「骨髄」という血液細胞の素で満たされ、血液はここで作られています。

骨髄腔の両端は海綿（スポンジ状）のような多孔質の組織に覆われ、赤い色をした造血機能をもつ赤色骨髄が詰まっています。さらにその中の空洞には、黄色の骨髄（黄色骨髄）が詰まっていますが、これには造血機能がありません。

新生児のときには全身の骨髄で血液細胞が作られていますが、成人になると胸骨や肋骨、脊椎、骨盤などの骨に限られてきます。また、加齢とともに造血機能は低下していき、代わりに脂肪組織に置き換えられていきます。これが黄色骨髄です。

血液を作っている赤色骨髄では、まず赤血球、白血球、血小板など、どんな血球にも分化し得る能力をもつ造血幹細胞が生まれています。この細胞が分裂を繰り返しながら、ある細胞は赤血球に、ある細胞は白血球に、ある細胞は血小板へと分かれて成長していきます。この細胞分裂に伴って、それぞれが特徴をもった細胞に成長していく過程を「分化」といいます。

こうして役割を担う血液細胞に分化・成熟すると、骨髄内を通って毛細血管から骨髄の

図表5　造血幹細胞の分化

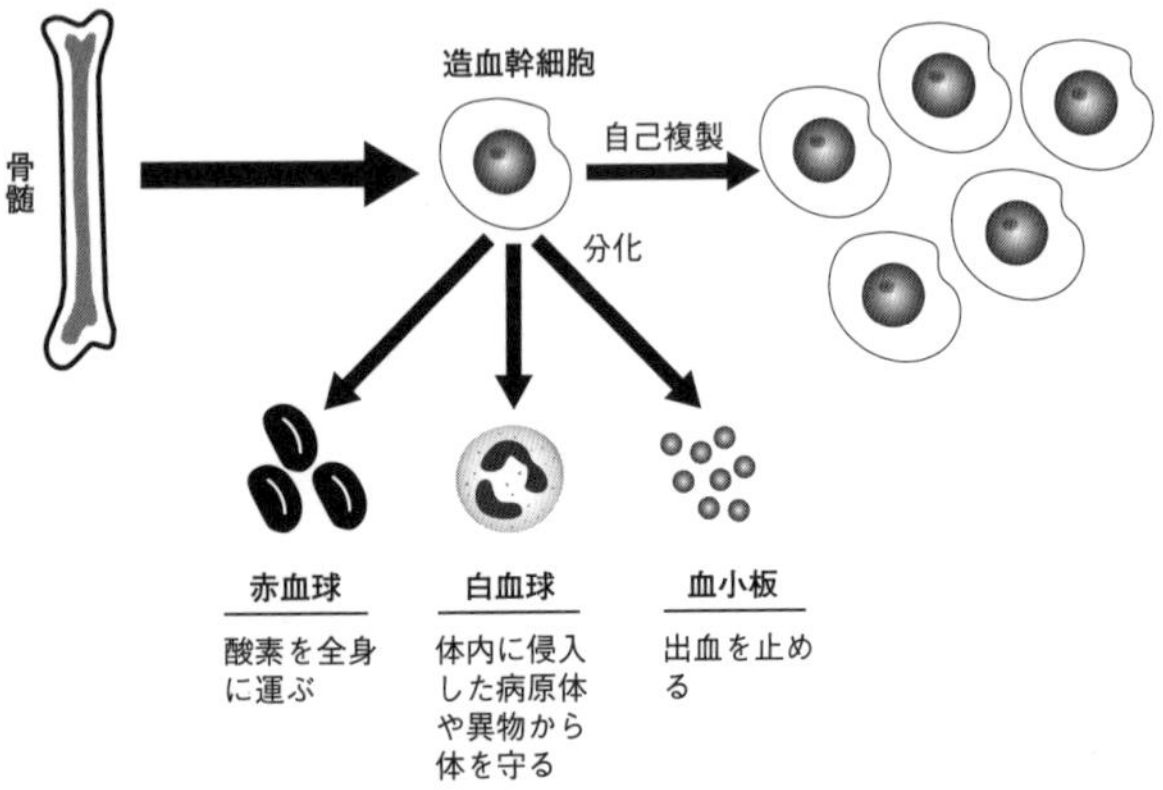


外へ出ていって全身を巡ります。血管内にはすでに、赤血球、白血球、血小板が流れており、白血球はこの血流に乗って全身をパトロールしています。

さらに、白血球の中のリンパ球は、血管壁からしみ出してリンパ管に流れ込み、全身に張り巡らされているリンパ管の中を流れて細菌やウイルスを撃退し、再び血管に戻ります。

それにしても、造血幹細胞から泉のように常に血球が生まれていて、枯れることはないのかと心配になってしまいますが、造血幹細胞は細胞分裂によって自らと同じ造血幹細胞をコピーする力ももっています。この機能を「自己複製」と呼びます。この能力のおかげで、骨髄の中では常に造血幹細胞が再生されていますので、一生を通じて枯渇することはないのです。

こうした造血幹細胞の性質を利用して、最近は再生医療の研究も進んでいます。

## 胸腺はT細胞のエリート訓練所

骨髄の中で造血幹細胞が白血球に分化し、B細胞などそれぞれの役割を担った免疫細胞は、そのまま骨髄にとどまって成熟していきますが、T細胞だけは生まれた場所を離れて未熟な状態で胸腺に移動し、胸腺の中で成熟していきます。

胸腺は、左右の肺の間にある臓器で、心臓の前面を覆うように位置しています。生まれたときには10〜15gほどの大きさですが、思春期には30〜40g程度にまで成長します。その後は加齢とともに脂肪組織に置き換えられていき、70〜80代になると完全に消滅します。

胸腺では、未熟なT細胞を成熟した立派なT細胞へと育てるためにスパルタ教育がなされます。まず重要な訓練が、自己と非自己を間違えずに正確に見極めることです。そして、自己に対しては強い反応を示さないことも必要となります。つまり、なんらかの敵（細菌やウイルスなど）によって自己が侵害されたときにのみ、それを正しく認識し、自己に対しては決して危害を加えないように徹底的に教育されるということです。また、戦闘能力も鍛えられます。

しかし、これをクリアするのは至難の業です。この難関を突破できるのは、わずか２％程度で、残りの98％は死がプログラミング（アポトーシス）されます。それほど厳しく鍛えて初めて、免疫の使命を全うすることができるのです。

こうして選び抜かれた超エリート集団が、胸腺を意味する英語のThymusの頭文字を取ってT細胞と呼ばれています。

そして、胸腺という訓練所を巣立ったT細胞は、血液に乗って全身をパトロールして回ったり、リンパ節や脾臓などの免疫を担う臓器へ移動したりして、免疫システムの一翼を担って活躍をしています。ですから私たちの体内で活躍しているT細胞は非常に優秀なので、自己と非自己をしっかり見極め、非自己には容赦なく攻撃をしかけています。

ところが、なかには合格点をもらっていないにもかかわらず、アポトーシス（プログラミングされた死）を免れて胸腺から脱走してしまう不届きもののT細胞が存在することもあります。この劣等生が一因となって引き起こされる疾患が、関節リウマチや全身性エリテマトーデスなどの自己免疫疾患です。もちろん原因はほかにもありますが、自分の体を守るどころか攻撃してしまうため厄介な病気で、治すのが難しい状況です。

## サイトカインは情報の連絡係

免疫システムは、さまざまな免疫細胞の連携プレーで免疫反応を起こして異物を排除しています。そのため、チームワークが乱れるとセキュリティーシステムが正常に機能しなくなってしまいます。

そこで、細胞同士はお互いに連絡を取り合う必要があり、マクロファージや樹状細胞とリンパ球の間、あるいはリンパ球同士の間での連絡係となっているのが「サイトカイン」という物質です。つまり、私たちが家族や友人、仕事相手などと電話や手紙、今ならばメールやＬＩＮＥなどを使って連絡を取り合っているように、免疫の世界でも機能の異なるさまざまな伝達手段で情報交換をしているわけです。

サイトカインは生理活性物質ともいわれ、情報伝達物質ともいわれ、免疫応答や炎症反応、造血反応などの生体機能を制御する働きをしています。例えば、インフルエンザウイルスが侵入したとき、自然免疫であるマクロファージや樹状細胞がウイルスを食べて処理をしようとします。しかし、自分たちだけでは太刀打ちできないときには、インターロイキン１（ＩＬ‐１）というサイトカインを放出します。これが、ヘルパーＴ細胞に伝わる（刺激する）ことで侵入者に気づかせ、ヘルパーＴ細胞が活性化する仕組みです。

そして、侵入者に気づいたヘルパーＴ細胞は、マクロファージや樹状細胞が抗原提示したウイルスなどの情報を確認すると、今度はインターフェロン・ガンマ（ＩＦＮ‐γ）というサイトカインを作ります。これは、マクロファージや樹状細胞の働きを、さらにパワーアップさせる物質です。

インターフェロンというと肝炎の治療薬として知られていますが、もともとは体内に存在するサイトカインだったのです。

このように、サイトカインを介してお互いに活性化し、免疫機能を高めてウイルスなどの撃退に向けて獲得免疫も動き出すわけです。

サイトカインは、抗原を発見したり、ほかの細胞からの刺激を受けたりするなど、何かのきっかけで急速に合成して放出されます。それを、サイトカインに合った受容体をもつ細胞が受け取り、受け取った細胞は刺激されて別のサイトカインを合成して放出する、というように連鎖反応が起こって免疫細胞全体が活性化していきます。

また、サイトカインには「炎症性サイトカイン」と「抗炎症性サイトカイン」がありま す。これらはアクセルとブレーキの関係にあり、一方が炎症を引き起こし、もう一方がそれを抑えています。

通常は両者のバランスが取れており、不都合が起きないように制御されています。しかし、このアクセルとブレーキのバランスが崩れ、炎症性サイトカインが過剰に放出されると自己免疫疾患などを引き起こすことがあります。この現象を「サイトカインストーム」といい、新型コロナウイルスに感染した際、重症化する場合もあると問題にもなりました。

現在までに数百種類のサイトカインが見つかっており、その働きは実に多彩です。１つのサイトカインが数種類の働きをすることもあれば、数種類のサイトカインが１つの細胞を刺激することもあります。

特に、インターロイキン12（ＩＬ－２）はＮＫ細胞やキラーＴ細胞を活性化し、インターロイキン２（ＩＬ－２）やＩＦＮ－γもがん細胞の撃退に関わっているサイトカインとして注目されています。

# がん細胞はあらゆる手段で免疫細胞の監視をすり抜ける

もともと自分の一部であった細胞でも、異質なものに変異することがあります。それは、B型肝炎やC型肝炎などのウイルスに感染した細胞やがん化した細胞です。ウイルス感染の場合は、ウイルスという外敵が侵入して細胞に入り込み、抗原自体が変異しているため、免疫細胞も発見しやすい状態になっています。

内なる反乱軍であるがん細胞にしても正常な細胞ががん化すると、もともともっていた抗原が取れてしまったり、がんであることを示す異質な抗原が現れたりして、異物としての顔をもつようになります。そこで免疫細胞は、がん細胞としての異質な抗原を目印にして攻撃をしかけて排除します。

ところが、がん細胞も生き残りをかけて必死ですから、いろいろと巧妙な細工をしかけてくるのです。例えば、もともとの正常細胞の抗原を維持することで免疫細胞の監視をすり抜けたり、免疫細胞に認識されないようにがん細胞としての異質な抗原を隠して獲得免疫から逃れたりすることもあります。さらには、免疫細胞を操って攻撃にブレーキをかけるように働きかけることで、その動きを封じることもあるのです。

こうした、がん細胞の細工に深く関わっているのも連絡係のサイトカインです。

がん細胞は生き延びるのに必要な栄養と酸素を得るために、自身の近くへと血管を引き寄せる（血管新生）ことは知られています。こうした悪だくみに、本来は体の中の健康を支える大切な役割を担っている細胞増殖因子やサイトカインが悪用されているのです。よく知られている物質には、ＶＥＧＦ（血管内皮細胞増殖因子）やＦＧＦ（線維芽細胞増殖因子）などがあります。

さらに、がん細胞は「特殊なメッセージ物質」も駆使することで、免疫から逃れていることが最近の研究で明らかになってきました。その特殊なメッセージ物質というのが「エクソソーム」です。エクソソームは細胞から放出されるカプセル状の物質で、中にはさまざまなメッセージ物質が丸ごと詰め込まれています。

がん細胞はこのカプセルを細工して、血管を引き寄せる場合はエクソソームの中に「血管を伸ばしなさい」という指令を込めたメッセージ物質を詰め込んで、血管を作っている細胞へと送ります。すると、その指令を受け取った細胞は、がん細胞のもとへと血管を伸ばしていくといわれています。

また、免疫細胞の働きを抑える場合は、「私に攻撃するのをやめさせて」というメッセージ物質を中に詰め込んで免疫細胞へと送ります。その結果、免疫細胞はがん細胞を味方と認識し、攻撃するのをやめてしまうというわけです。

こうしたメカニズムが分かってきたことで、このメッセージ物質を逆に利用したがん治療の研究も進められています。

このように、がん細胞もあの手この手を使って免疫をあざむき、どんどん増殖していきます。さらに進行してくると、がんの組織内でもがん細胞自体が変異していくため、免疫によって排除したり、治療を行ったりしても治すことが困難になっていきます。ここも、がんという病気の厄介なところといえます。

## 腸は最大の免疫器官でもある

口・食道・胃・小腸・大腸・肛門までは、一つの管となってつながっていますので「消化管」と呼ばれています。消化管は食物を通して外界とつながっているため、細菌やウイルスなどの病原体も取り込んでしまう可能性の高い危険地帯といえます。そのため、胃では強い酸性の胃液によってほとんどの病原体を死滅させています。しかし、なかには生き延びるものも存在し、それが小腸に送られれば栄養や水分と一緒に吸収されてしまう恐れがあります。

そこで、腸には生き延びた病原体を撃退するための免疫機能が備わっています。これを「腸管免疫」といって、全身の免疫細胞の約6割が腸管に集結しているといわれています。それだけではなく、全身から集められた免疫細胞の戦闘能力を強化するための訓練場ともいうべき場所まで用意されています。それが「パイエル板」と呼ばれる場所です。

小腸は、胃から送られてきた消化物をより細かく分解し、その中に含まれる栄養素と水分の約8割を吸収する役割を担っています。そのために粘膜面には多数のヒダがあり、その表面には絨毛、さらに絨毛の表面を微絨毛が覆っています。この部分で栄養を腸壁内に取り込んでいるわけですが、絨毛は均一ではなく、一部に平らな部分があります。ここがパイエル板で、表面には細かい孔が開いています。

そして、腸内を漂っている病原体の断片などの異物がパイエル板に近づくと、その孔から腸壁の内部に引き入れ、パイエル板の内側に集結している大量の免疫細胞たちに教材として触れさせることで、攻撃方法を学ばせているのです。

こうして教育を受けた免疫細胞たちが腸管免疫を担っているだけではなく、血液に乗って全身にも運ばれ、体の各所に配置されて病原体などの敵を見つけると戦士となって攻撃しています。

## 食物を排除しない腸管免疫は意外とファジー

これまで述べてきたように免疫の働きは自己と非自己を認識し、非自己に対しては攻撃をしかけて徹底的に排除することですが、腸管免疫の場合はそれほど厳しくはせずに融通を利かせています。なぜなら、私たちが毎日摂っている食物は、体にとっては異物だからです。これらにいちいち反応して排除していたのでは、何も食べられなくなって生命を維持することが困難になります。

そこで、腸管免疫では「危険な細菌やウイルスなどを排除すること」と「食品や腸内細菌などの安全なものは排除しないこと（寛容）」を判断する役目も果たしており、その訓練も免疫細胞は受けています。これは当たり前のように思えますが、この「寛容」はとても大事な機能なのです。

食品に由来する抗原（免疫が反応する異物）のほとんどは、腸内で消化・分解され、免疫反応を引き起こす抗原性やアレルギーを起こすアレルゲンの活性は失われます。ところが、人によってはアレルゲンの活性が残っているものがあり、これらに対して起こる過剰な免疫反応が「食物アレルギー」です。

しかし、本来はこの反応を抑えて食物を安心して食べられる仕組みが、「経口免疫寛容」なのです。そして、この経口免疫寛容は腸内細菌がいなければ誘導されません。

実際に、腸内細菌のいない無菌マウスを作って観察したところ、経口免疫寛容は成立しなかったという研究結果があります。ところがその後、腸内細菌を住み着かせると、正常な免疫系が形成されたといいます。つまり、腸管免疫は腸内細菌に助けられて発達しているということです。

私たち人間も、母親の胎内にいたときには無菌の状態でした。それが、誕生する際に産道を通ったときに口や鼻から母親の腸内細菌を受け継いだり、生まれたあとにミルクや離乳食などを口にするうちにビフィズス菌や乳酸菌などのさまざまな菌に触れたりして、腸内細菌の種類が増えていって共生するようになり、腸管免疫を獲得しています。

腸管免疫は食物には反応しませんが、病原体などには反応して排除するという高度な判断をしています。これほど精密な免疫機能をもった腸管に、腸内細菌が住み着いているということは、腸内細菌に対して寛容が成立していることを示しています。なぜ腸内細菌は排除されないのでしょう。

実は、腸管免疫は異物が自己にとって危険であるか否かという判断までも行っていると考えられています。つまり、自己と非自己を認識し、非自己の場合は危険か安全か、さらには菌などの種類も認識し、その情報によって腸管免疫が正常に働くように調節していると思われます。以前に「腸は考える」と述べた研究者がいますが、まさにそのとおりの働きが腸で行われているのです。

## アレルギーは免疫の暴走？

免疫細胞の指揮系統に異常が起きたり、武器（抗体）の数が許容量を越したりすると、さまざまなアレルギー反応を引き起こしてしまいます。代表的なものには、花粉症、喘息、アトピー性皮膚炎などがあります。

アレルギーの原因物質を「アレルゲン」といって、これは花粉、ハウスダスト、食品、洗剤、建材などさまざまで、何に反応するかは人によって異なり、Ⅰ型～Ⅳ型まで4種類に分類されています。最も多いのはⅠ型アレルギーで、本来は体を守る目的のためにＢ細胞に作られた抗体である免疫グロブリンＥ（ＩｇＥ）によって引き起こされています。

　卵、ダニ、スギ花粉などのアレルゲンが体内に入ってくると、これを排除しようとして抗体を産生するＢ細胞が、アレルゲンに反応する免疫グロブリンＥという抗体を作ってアレルゲンを取り除こうとします。しかし、Ｂ細胞単独ではＩｇＥを作ることはできません。そこで、アレルゲンに反応するヘルパーＴ細胞の助けを借りて、Ｂ細胞はアレルゲンと闘うためのＩｇＥを作ります。

　そして、アレルゲンと結合したＩｇＥは、皮膚や目、鼻、胃腸、その他の粘膜下組織に多く存在する肥満細胞と呼ばれる白血球を刺激して、さまざまな化学物質（ヒスタミン、ロイコトリエンなど）を細胞外に放出し、この化学物質が原因でアレルギー反応を起こすようになります。

　ヘルパーＴ細胞には、1型ヘルパーＴ細胞（Ｔｈ１）と2型ヘルパーＴ細胞（Ｔｈ２）の2種類があります。Ｂ細胞がＩｇＥを作るのを助けるのはＴｈ２で、ＩｇＥの作り過ぎを抑えるのがＴｈ１の役割です。

本来、この2つの働きはバランスが取れていますが、アレルゲンが入ってきたことで過剰反応をしてしまうと、Th2の働きがやたらと強くなり、Th1の働きが弱くなってバランスが悪くなってしまいます。Th2の働きによって過剰にIgEが作られ、ヒスタミンなどがたくさん作り出されると、アトピーや花粉症と呼ばれる症状が現れるようになります。つまり、アクセルとブレーキのバランスが崩れて、免疫が暴走してしまった結果、引き起こされるのがアレルギーというわけです。

さらに近年は、制御性T細胞（通称「Tレグ」）というアレルギーを根本から抑える力をもった細胞が発見されて注目されています。発見したのは大阪大学の坂口志文教授です。すでに20年前のことですが今になって脚光を浴びているのは、ドイツのミュンヘン大学のエリカ・フォン・ムティウス教授が米国のオハイオ州に暮らすアーミッシュ族と呼ばれる人々の生活調査を行ったことがきっかけでした。

アーミッシュ族は200年以上前にヨーロッパから移住し、宗教上の理由から当時のまま自然とともに暮らす生活スタイルを続けています。子どもの頃から家畜と触れ合い、毎日シャワーを浴びない、石鹸も使わないという私たちの生活習慣から見ると決して清潔とは言い難い生活を送っています。

ところが、そんな生活を送っている彼らには、アレルギー患者がほとんどいないというのです。そこで、彼らはアレルギーに対抗する強い遺伝子をもっているのではないかと考え、大規模な調査を行いましたが特別な遺伝子は見つかりませんでした。

しかし、彼らの生活をよく観察していると、家畜と触れ合い石鹼を使わないことによって体内でなんらかの変化を起こしているのではないかと考え直し、血液を調べてみたところＴレグが一般の人に比べて約35％も多いことが判明したのです。どうやら幼い頃から家畜と触れ合うことで、家畜が出すさまざまな細菌と接触するうちに免疫が刺激されてＴレグが増えた結果、アレルギー疾患が抑えられたのではないかというわけです。

清潔な環境が保たれている生活を送っていると免疫系が刺激されないために、Ｔレグが減少してアレルギーを起こす細胞を抑え込むことができず、アレルギーが起きやすくなるとも考えられています。

このＴレグは、食物を通じて取り込んでいる腸には存在するといわれています。

現代人はきれい好きで、特に免疫が未発達な子どもに対しては、細菌感染を恐れるあまり神経質になっており、除菌・抗菌に努めています。もちろん悪い菌を取り込むのは感染症の危険もあり避けなければなりませんが、ある程度は細菌を取り入れることも必要なのかもしれません。

そう考えると新型コロナウイルスの影響で、誰もが手荒れするほど除菌・抗菌を心掛けている現在の環境は、アレルギーの人を増やす可能性を考慮する時代が来るかもしれません。

## 免疫はストレスに弱い

免疫にとって警戒しなければならない敵は、細菌やウイルスなどの病原体だけではありません。実は、ストレスも手ごわい敵といえます。例えば、苦手な人とどうしても会わなければならないとき、憂うつな気分になるだけではなく、本当にお腹が痛くなるなど体調が悪くなることがあります。これは「嫌だな」という感情がストレスとなって体を緊張させ、自律神経のバランスを崩したことによって生じます。

自律神経は、生命活動に関わる全身の機能を調整している神経です。私たちが起きていても寝ていても、心臓が動いていたり呼吸をしていたり、体温、発汗、血圧、内臓の働きなどを常に良い状態に保ってくれているのは、自律神経が働いているからです。

このように自律して自分の意志ではコントロールできないので、自律神経と呼ばれています。ところが、意識しても自律神経に働きかけることはできないにもかかわらず、私たちの精神状態には非常に敏感に反応します。悲しいときに自然と涙が出たり、驚いたときに心臓がドキドキしたりするのは、自律神経の反応によるものなのです。

「ストレスは万病の元」といいますが、自律神経もストレスには勝てず、感情や周りの環境に影響されやすく、時には健康を損なうことがあります。ストレスは、自律神経のバランスを崩して免疫力を低下させ、さまざまな病気を引き起こす要因にもなります。

一口に自律神経といっても、「交感神経」と「副交感神経」の2種類があり、両者はアクセルとブレーキの関係にあって常にバランスを取っています。

交感神経は体を活発に動かす方向に働き、副交感神経は体を休ませる方向に働きます。日中は主に活動モードの交感神経が優位になって適度な緊張状態をつくり、やる気を起こさせます。一方、夜間は主にリラックスモードの副交感神経が優位になって緊張を緩め、休息をもたらすというように体の機能を調整しています。

しかし、ストレス社会といわれる現代は、多くの場合で交感神経が優位な状態になりがちで、副交感神経の働きが弱くなっています。例えば、忙しくて夜中まで仕事をしていると、本来は副交感神経が優位になる時間帯にもかかわらず、交感神経が優位のままで緊張状態が続きます。そのため、布団に入っても頭が冴えて寝つけない状況を招きます。

体が緊張状態にあるということは、臨戦態勢を取っていることを意味します。これは、太古の昔に人類が生き延びるために構築したシステムで、オオカミなどの野生動物に襲われるなど命に関わる危険に直面したとき、すぐに逃げられるように心拍数を上げ、血管を収縮させて血圧を上げ、ケガをしてもすぐに傷口を殺菌できるように顆粒球が増加するなど臨戦態勢に入るわけです。これは一種の「防衛反応」でもありますが、現代もこの機能は受け継がれていて「危険＝緊張」と体が反応しています。

オオカミに襲われる心配のない現代でも、受験や面接、商談などの大事な場面で緊張するのは、昔の名残でストレスに反応して自律神経が働いているからなのです。体が臨戦態勢を取ると、体内ではアドレナリンやノルアドレナリンという物質が大量に分泌されます。

アドレナリンは「興奮状態をつくるホルモン」といわれ、心拍数を上げて血管を収縮させます。また、筋肉を緊張させてたくさんの酸素を取り入れられるように気管支の筋肉を緩めます。そのため、アドレナリンは「闘争と逃走」のホルモンと称されています。敵と対峙したときに「闘う」か「逃げる」かを、瞬時に判断して実行する動物的で原始的なホルモンというわけです。

ノルアドレナリンも同様に、興奮状態を起こす物質で、「怒りのホルモン」という異名をもち、恐怖や不安を招くとされています。ストレスに対する感受性を強くする作用があるので、やはり血流を悪くします。

アドレナリンやノルアドレナリンの分泌が増加すると厄介なのは、血管を収縮させることです。これによって血流が悪くなり、全身で血行障害が起きるからです。血液は酸素と栄養素を運ぶだけではなく、免疫細胞も循環させています。そのため、血流が悪くなるとＮＫ細胞などの、特に自然免疫に関わっている免疫細胞のパトロールが手薄になり、発がん物質やがん細胞も発見されず、排除することができなくなります。そればかりか顆粒球の多い状態は、リンパ球の働きを抑えてしまいます。

また、ストレスで交感神経が優位になると、それを鎮めようと副腎皮質（腎臓の上にある小さな器官）からコルチゾールというホルモンが分泌されます。すると、ＮＫ細胞はコルチゾールをくっつけてしまう受容体をもっているため、ＮＫ細胞の動きが阻害されてしまうのです。

さらに、消化吸収や排泄、ホルモンの分泌なども悪くなります。外では便意が起こらないのに帰宅した途端に便意を催すというように、消化器がスムーズに働くのは副交感神経が優位になってリラックスしているときです。そのため、交感神経が優位のときには下痢や便秘になりやすく、胃腸の調子も悪くなるのです。

このほか各種ホルモンの分泌も悪くなり、全身の機能に支障をきたします。また、精神的にもイライラして物忘れをしたり、仕事でミスしやすくなったりします。

このように自律神経と免疫系は密接な関係がありますので、自律神経のバランスを整えて免疫機能を維持するうえでも、いかにストレスとうまく付き合っていくかが重要になってきます。

# 第3章

# 人体内の免疫で最強の「ＮＫＴ細胞」驚異の働き

## がん3大療法の限界

現在、がんの標準治療には、「外科療法」「放射線療法」「化学（薬物）療法」の3つがあり、これらは「がんの3大療法」と呼ばれています。いずれの場合も多くの科学的根拠（エビデンス）に基づいて実施されている標準治療ですので、がんと診断されると診療ガイドラインに沿って最適な治療法が選択されるようになります。

まず、多くの場合で第一選択肢となるのが「外科療法」です。がんを根こそぎ切除する手術は、完治させるうえで最も有効な方法です。化学療法や放射線療法を行うにしても、がんの病巣をできるだけ取り除いて小さくしておいたほうが、その後の治療効果を得やすくなるからです。そのため、多くのがん種でステージⅡまでが有効とされています。

しかし、がんがその場にとどまっているときには非常に効果的ですが、切除できるのはあくまでも肉眼で確認できる範囲での話です。がんも進行してくると、肉眼ではとらえることのできない小さながん細胞を取り残していたり、転移したりしている可能性もあり、そこから再びがんが増殖するリスクも考えられます。

通常、1㎝程度の腫瘍には10億個のがん細胞が集まっていると考えられていますので、いかに1つのがん細胞が小さいかが分かると思います。そこで、手術の際には取り残しがないように、がんの周辺を大きめに切除しています。また、周囲のリンパ節にがんが存在すると、たちまちリンパ液の流れに乗って全身に広がってしまうため、リンパ節を切除する「リンパ節郭清」という処理が施されることもあります。

それでも再発してしまうほど完全にがんを取り切ることは難しく、早期がんを除くと厳しい状況になってきます。ですから、転移があったり、がんが進行したりしていて手術を行えない場合は、全身療法である抗がん剤などの化学療法しか方法がなくなります。ここに、手術の限界があるといわざるを得ません。

手術と同様に放射線療法の場合も、がんがその臓器にとどまっていれば、完治も大いに期待できます。がんに直接放射線を照射し、がん細胞のＤＮＡに作用することで細胞分裂を阻止して増殖できなくします。こうして、がんを消滅させますので、実に効果的な方法といえます。

一口に放射線療法といっても、Ｘ線、γ線などのほかに、陽子線や重粒子線の研究も進められており、いろいろな方法が行われています。

昔に比べて現在の放射線療法の技術はかなり進歩していますので、がん細胞だけをピンポイントに狙って照射し、正常細胞へのダメージを極力抑えたり、副作用も軽減したりすることも可能になってきています。

放射線療法が手術と異なる点は、なんといっても臓器や組織を切除しないことです。これによって臓器の機能を温存できますし、通院治療も可能ですから仕事や日常生活を続けながら治療を受けられることも、患者にとっては大きなメリットです。

それでも、転移や進行がんに対しては限界があり、最終的には全身療法である化学療法が必要となります。

このように、がんがその場にとどまっていれば手術や放射線で完治も望めますが、これらの治療が困難になったときには、もはや全身療法である化学療法しか有効な治療法はありません。つまり、進行がんに対抗できる数少ない有効な治療法は、化学療法ということになります。

化学療法という場合は、主に抗がん剤を指しています。化学物質によって細胞分裂の周期に作用して増殖を抑え、がん細胞を破壊する治療を「化学療法」と呼び、作用の仕方などによっていくつかの種類に分類されています。

なかでも、がん細胞だけがもつ特徴を分子レベルでとらえ、直接標的にした薬である「分子標的薬」を用いて行う治療を「分子標的治療」と呼んでいます。第1章で説明した増殖因子のシグナルによるリレーを断ち切るのが、この分子標的薬の作用となります。

ほかにも、がん細胞の増殖に関わる体内のホルモンを調節して、がん細胞が増えるのを抑える「ホルモン剤」を用いた治療を「ホルモン療法」と呼んでいます。

これらの治療は、がん細胞のＤＮＡに影響を与えて増殖を抑えるのが目的です。しかし、薬が効いている間はがんが縮小したり、増大したりするのを防げますが、長く使用しているとがん細胞が耐性をもつようになります。つまり、薬に耐えて生き延びるパワーアップしたがん細胞が現れ、それが再び増殖するようになるのです。そのため、薬の種類を変えたり、複数の薬を組み合わせたりするなどして用いるようになります。しかし、がんを叩いては再発する、叩いては再発するというイタチゴッコが続き、そのたびにがん細胞はタチが悪くなって治療効果も得にくくなっていきます。

それでも、がんをなんとかコントロールできていればよいのですが、化学療法はがん細胞だけではなく正常細胞にもダメージを与えるため、多くの場合できつい副作用を伴うこととなります。

特に細胞分裂の激しい毛根や口腔内、内臓などの粘膜が影響を受けやすく、ボロボロになってしまいます。その結果、脱毛や口内炎、吐き気などの副作用が現れるわけです。なかでも深刻なのは骨髄抑制です。骨髄には血液を作る造血幹細胞が存在しますので、抗がん剤によってダメージを受けると、一時的に赤血球も白血球も血小板も作られなくなります。それにより貧血や出血などが起こります。

こうした副作用で患者の体のほうが限界となり、がんに負けてしまうケースも少なくありません。

もちろん比較的少ない副作用で効果の高い薬剤もありますが、長く使用していればがん細胞が耐性をもってしまいますから同じ薬を使い続けることは困難といわざるを得ません。

このように標準治療には、それぞれにメリットがあり有効ではあるものの限界もあることは否めません。白血病など一部のがん種を除けば、生存率が上がっているとはいっても進行したがんを食い止めたり、完治させたりすることは難しいのが実情です。これも、がんによる死亡者数の増加につながっていると思われます。

# 免疫力を上げることに着目した「免疫療法」

標準治療を受けても効果を得られず、がんが進行してしまった患者の多くが次に選択するのは標準治療以外の方法です。なかでも、がんの3大療法に次いで「第4の治療法」として注目されている「がん免疫療法」を受けている患者が増えています。

免疫療法はその名のとおり、免疫システムを利用して体内の異物（がんやウイルス、細菌など）を排除する治療法です。

がんになるのは免疫システムがうまく機能していないために、免疫細胞ががんを見逃してしまったり、見つけても排除するだけのパワーも数も足りず発症を許してしまったりした結果です。つまり、免疫力が低下している状態のため、体に侵襲するような手術や放射線治療を行えば体力が奪われ、さらに抗がん剤を投与すればますます体力も免疫力も低下してしまい、がんを消滅させるどころか、逆に増殖させることになり命の危機にさらされることもあると考えられています。

そこで、免疫細胞を活性化して免疫システムをうまく利用すれば、がん細胞を排除することができるのではないか、という発想から生まれたのが「がん免疫療法」です。

もともと自分の体に備わっている免疫の働きを利用しますので、標準治療のような体への負担も少ないことが大きなメリットです。これは、免疫細胞の働きを強化することでがんを撃退する力を強め、がん細胞を消失させたり、縮小へと導いたりするという免疫のアクセルを踏む治療法といえます。

免疫療法の歴史は意外と古く、１８９０年代のアメリカで研究がスタートしました。しかし、さまざまな仮説を立てて実験を行っても、なかなか思うような結果を得られなかったのです。それくらい免疫システムは複雑で謎が深かったともいえます。

それにもかかわらず、十分なエビデンスを得られないまま「免疫療法」と銘打って、見切り発車をして治療を行う医療機関が出現してしまいました。それも無理のないことで、標準治療でどうにもならない進行がんの患者が、一縷《いちる》の望みをかけて試したいと希望したからです。結果は、著しく効果が現れた人がいれば、まったく効かなかった人がいるなどバラツキがあり、限定的なものでした。

もともとエビデンスが不十分な状態での試みでしたので評価が難しく、いわゆる「代替療法」というイメージが次第に強くなり、免疫療法の信憑性を貶めることとなってしまいました。

このようなイメージが長い間つきまといながらも研究が進められ、今では大学病院をはじめとする研究機関でエビデンスを重視した臨床試験を行えるまでに進歩してきたのです。

免疫療法といっても、これまでに説明したように免疫細胞にはいろいろな種類があり、これらのどの細胞を増やしたり活性化したりするかで、がんを撃退する効果は異なります。

代表的なところでは、直接がん細胞を攻撃するリンパ球を採取し、サイトカインで活性化して数も増やしたあと、患者の体内に戻して免疫力を強化する「ＮＫ細胞療法」「活性化自己リンパ球療法」や、患者の体内に敵であるがん細胞の目印（抗原）を樹状細胞に教え込んで投与する「樹状細胞療法」、抗原そのものを投与する「がんペプチドワクチン療法」、そして次世代型の「ＣＡＲ－Ｔ療法」などがあります。

### ・NK細胞療法

ＮＫ細胞を患者の体内から採取し、それをＩＬ－２（インターロイキン２）などのサイトカインを用いて活性化したあと、培養して数を増やして患者の体内に戻すという方法です。体外で育てることから「養子免疫療法」とも呼ばれています。

ＮＫ細胞は自然免疫系の免疫細胞ですから、抗原提示をされることはありません。つまり、がん細胞を認識していませんので、がんが抗原を隠すなどの細工をしていると見逃してしまいます。そのため、がん治療においては単独で使用するよりも抗がん剤と併用するなど、補助的な使われ方をすることがあります。

### ・活性化自己リンパ球療法

がん細胞の抗原を認識しているキラーＴ細胞を患者から採取して活性化したあと、培養して体内に戻す方法です。しかし、がん抗原を認識しているキラーＴ細胞を用いるには、患者のがん組織が必要となり、手術で切除したがん組織が残っているとは限りません。採血をしてキラーＴ細胞を採取したとしても、それががん細胞を認識しているという確証もありません。そこで、人工的に作られた抗原を使用することが多いようです。そのため、効果にはバラツキがあります。

また、患者の体内でＴ細胞が認識したものと異なるがん細胞が存在した場合は、効果が期待できません。特に転移や再発などでは、がん抗原が変化している場合もありますので、このようなケースではキラーＴ細胞ががん細胞を攻撃できなくなります。

**・樹状細胞療法**

がん細胞を抗原としてリンパ球に伝える働きが強い樹状細胞を患者から採取し、がん特異的抗原ペプチド、あるいは破壊したがん細胞とともに培養することで覚えさせ、樹状細胞のがんに対する免疫誘導能力を増強したあと、患者の体内に戻す方法です。米国では前立腺がんに対して承認されています。

**・がんペプチドワクチン療法**

ペプチドとは、タンパク質が分解されて断片化したもので、アミノ酸が２個以上結合した短い鎖のことをいいます。がん細胞の表面には特異なペプチドが現れ、それがＭＨＣクラスⅠ分子とともに出ていれば、これが目印（抗原）になってＴ細胞が攻撃するようになります。その働きを活発化させるために、がん細胞特有のペプチドを解析し、人工的に合成したものがペプチドワクチンです。

これを患者に投与することで樹状細胞による抗原提示を促し、キラーＴ細胞の攻撃力を高める方法です。現在、大学病院などで臨床研究や治験が行われています。

・CAR‐T療法

がん抗原を特異的に認識する抗体の遺伝子と、T細胞の活性化に必要な補助刺激分子を結合させた遺伝子を、患者から採取したT細胞にウイルスを使って組み込んだあと、体内に戻すという最新の治療法で期待されています。

これらの免疫療法はほんの一部ですが、NK細胞療法などが第1世代（1999年〜）、樹状細胞療法などが第2世代（2005年〜）といわれ、現在はCAR‐T療法などの第3世代に移っています。

## 従来のがん免疫療法が効かなかった理由

これまでの免疫療法は前項のように免疫のアクセルを踏み込むことに注力し、単に免疫細胞を活性化したり数を増やしたりして免疫力を強化する方向での研究が盛んに行われてきました。しかし、実際にはがん細胞のほうが上手で、第4の治療法として認知されるだけの効果を得るには至っていません。

そもそも免疫細胞に限らず私たちの細胞には寿命があり、ある一定の周期で新しい細胞と入れ替わっています。血液成分も例外ではなく、赤血球の場合は約１２０日ですが、白血球の場合は全身をパトロールする使命を担っているために血管内からどんどん組織に出ていきますから、その寿命を正確に測定することは難しいといわれ、一般的には数時間から数日と推定されています。

免疫のアクセルを踏む治療法の多くは、攻撃部隊となる免疫細胞を患者から採取して体外で活性化して培養し、数を増やしたあとに体内へ戻す方法が取られてきました。そうなると体に戻した時点がピークとなり、その後はアポトーシス（自然死）に向かっていくため、免疫細胞の攻撃部隊はほとんどの場合で48時間以内に死んでしまいます。そのときには攻撃できたとしても、その効果は持続しないということです。

さらに、培養した免疫細胞はがん組織への目印を失ってしまうことがあり、多くはがん組織に到達できません。仮に到達したとしても免疫不全の状態になっていて、本来の力を発揮できません。

それに加えて、がん細胞を認識して攻撃する獲得免疫の特殊部隊であるキラーT細胞の場合は、がん細胞を直接攻撃する殺傷力の強いスナイパーのような頼もしい存在ですが、動きを封じられれば手出しができなくなります。

実は、キラーＴ細胞には活性化し過ぎて暴走すると、自分自身の体をも傷めてしまう恐れがあるため、ブレーキ役として働く分子がいくつか備わっています。つまり、アクセルを全開にしたり、ブレーキをかけたりする切り替えポイントとなる関所の役割を果たしているところがあるということです。これを「免疫チェックポイント」といいますが、この働きをがん細胞は悪用してＴ細胞のチェックポイントにくっつき、攻撃ができないようにして免疫から逃れているのです。

そこで、発想を変えてがん細胞がＴ細胞に対してブレーキをかけているのを解除すれば、Ｔ細胞はがんを認識しているので再び活性化して、がん細胞を攻撃するようになるのではないか、という新たな理論から誕生したのが免疫抑制を解除する治療法です。

獲得免疫の司令塔である樹状細胞の表面には、ＭＨＣクラスⅠ（自己と非自己を認識する）とＭＨＣクラスⅡ（抗体産生の制御を担う）という抗原提示をするための受容体が２種類ついています。Ｔ細胞にも、抗原を認識するための受容体（ＴＣＲ）のほかに、キラーＴ細胞にはＣＤ８、ヘルパーＴ細胞にはＣＤ４という受容体がついています。

樹状細胞は、まずＴ細胞に抗原の情報が入った受容体をかざします。すると、キラーＴ

細胞はＭＨＣクラスⅠの受容体をＣＤ８で識別し、ヘルパーＴ細胞はＭＨＣクラスⅡの受容体をＣＤ４で識別して、Ｔ細胞の受容体を介して抗原を認識（抗原提示）します。これがファーストシグナルとなります。

しかし、Ｔ細胞を活性化させるにはもう一つ刺激が必要で、これを共刺激といいます。そのため、樹状細胞から送られるＢ７という共刺激分子と、Ｔ細胞側のＣＤ28という分子が結合します。これで初めてＴ細胞が活性化し、がん細胞に対する攻撃の準備が整い、攻撃を開始するようになります。この刺激がセカンドシグナルです。

けれども、活性化させるシグナルばかりを送り続けていれば、Ｔ細胞も疲弊してしまいます。そこで、Ｔ細胞が活性化すると、表面にはＣＤ28よりも強力な分子（ＣＴＬＡ‐４）が出現して樹状細胞のＢ７を引き寄せて結合し、Ｔ細胞の働きにブレーキをかけてしまうのです。この負のシグナルによってＴ細胞の動きが封じられます。

Ｔ細胞にブレーキがかかるのは、これだけではありません。活性化したＴ細胞の表面には、ＰＤ‐１という受容体もあり、これは自分の細胞まで攻撃しないように過剰な活性化を抑える働きをしています。

ところが、増殖したがん細胞の表面にはＰＤ‐Ｌ１が現れており、ＰＤ‐１とＰＤ‐Ｌ１

が結合すると、ここでもT細胞の働きにブレーキがかかってしまうのです。

こうして、がん細胞に攻撃を阻止されているT細胞のブレーキを解除して、免疫応答を持続させるように作用する薬が「免疫チェックポイント阻害剤」です。つまり、アクセルを踏むのではなく、がん細胞のブレーキを解除するというわけです。

免疫チェックポイント阻害剤は1種類ではなく、どこの結合を阻止するかで違っており、抗CTLA-4抗体、抗PD-1抗体、抗PD-L1抗体などがあります。

この治療法は、2018年にノーベル生理学・医学賞を受賞した本庶佑先生の研究によって開発された方法です。

これによって実際に、皮膚がんの一種である悪性度の強いメラノーマ（悪性黒色腫）でステージⅣと診断された何人かの患者が改善し、10年経過しても生存していることが臨床試験により明らかとなりました。

2014年7月には世界に先駆けて日本で承認されたあと、肺がんの8割を占める非小細胞肺がん、さらに頭頸部がん、胃がんなどでも保険適用が認められました。

しかし、患者の免疫細胞の状態にかなり左右されるようで、現在は単独での使用ではなく、アクセルを踏みつつブレーキを利かせたり、抗がん剤や分子標的薬との併用療法で効果を上げたりする研究が進められているようです。

従来の免疫療法とは異なり、文字どおり「薬」であることはいうまでもありません。免疫療法の多くは副作用が少ないことが特徴として挙げられていましたが、この免疫チェックポイント阻害剤には化学療法と同様の激しい副作用を伴うことが明らかにされています。

このほかにも、がん細胞は免疫抑制マクロファージや制御性T細胞といった「免疫を抑制する細胞」を作り出すことで、がんを直接攻撃するNK細胞やキラーT細胞の働きを阻止したり、抗原提示をする樹状細胞が成熟できないように細工をしたりします。

致命的なのは、通常は病原体に対して次の襲撃に備えるために記憶するという機能が働かなくなり、がん細胞は記憶されないということです。

このように、がん細胞はいろいろな方法を駆使して免疫が機能しないようにしています。しかも、たくさんのリンパ球があっても、がん細胞がすべて死滅することはなく、一部が生き残ったり、がん細胞が増殖するときに変異を起こして新型のがん細胞も生まれてきたりします。がん組織には1種類のがん細胞が集まっているわけではなく、複数の異なる種類のがん細胞で構成されることになるため、すべてのがん細胞を従来の免疫療法で死滅させることは困難といわざるを得ません。

こうしたさまざまな問題があり、体外で培養した免疫細胞を投与しても十分な治療効果は得られなかったというわけです。

## NKT細胞は人体最強の免疫細胞だった

免疫システムは、自然免疫と獲得免疫という2段構えで構成されているセキュリティーシステムです。それぞれの免疫細胞が使命を果たし、連携プレーでがん細胞に立ち向かっています。そのなかで、前章では少ししか触れていませんでしたが、実は免疫システムにおいて極めて重要な働きをしている免疫細胞が「ＮＫＴ細胞」（ナチュラルキラーＴ細胞）だったのです。

ＮＫＴ細胞は、その名が示すように自然免疫の殺し屋であるＮＫ細胞と、獲得免疫の中心的存在であるＴ細胞の両方の性質を併せ持っている細胞です。つまり、敵に対してすぐに応戦する自然免疫の能力があると同時に、敵の特徴を認識した獲得免疫の総攻撃もできるうえ、長期にわたって敵の特徴を記憶する機能ももち合わせているということです。ほかの免疫細胞たちが分業している仕事を、ＮＫＴ細胞はすべて自身で行うだけではなく、ほかのメンバーの働きも熟知して指示を出すリーダー的な存在です。

実際に、ＮＫＴ細胞が欠損したマウスやヒトは、弱い病原体に対しても無力で簡単に死んでしまいます。それほど生命に関わる重要な機能をもっており、似たような働きをもつ細胞はほかに見つかっていないのです。

したがって、ＮＫＴ細胞が活性化して参戦すれば、これまでの免疫療法とはまったく違った様相を呈し、かなり有利な戦いを展開できるようになります。これは、がん治療において革命が起こる可能性を秘めているということです。

しかし、どうしてそれほどすごい免疫細胞が存在することを、これまで一般にはあまり知られてもいなければ、免疫療法に利用もされてこなかったのか、多くの人が疑問に思ったはずです。

ＮＫＴ細胞はほかの免疫細胞に比べて極端に数が少なく、血液中には０・05％、個人差があって多い人でも０・１％程度を占めるに過ぎません。少な過ぎるために、免疫システムには大した影響力がないだろうと考えられ、あまり研究が進んでこなかったのが現状です。

ＮＫＴ細胞は、１９８６年に理研の研究チームによって発見され、Ｔ細胞、Ｂ細胞、

ＮＫ細胞に続く「第４のリンパ球」と呼ばれています。通常、リンパ球はリンパ節に多く存在しているのですが、ＮＫＴ細胞はリンパ節には存在せず、普段は肝臓、骨髄、肺に集まっています。そして、ひとたび病変が生じると、病変部から放出される特殊な物質（タンパク質）に呼び寄せられ、すぐに現場に駆けつけます。

このように、ほかの免疫細胞とは待機場所も動きも異なり、数も少ないことから研究対象にされることはありませんでした。そのために理研によって初めてＮＫＴ細胞の謎が解明されるまでは、注目されることがなかったのです。それが、ようやくＮＫＴ細胞の働きが分かってくると、免疫の要ともいえる重要な役割を担っていることが明らかとなりました。

ところが、残念ながらそのままでは、がんに対して十分な働きをすることができません。細菌などの病原体に感染した場合は、病変部に到着したＮＫＴ細胞はすぐに活性化されます。これは、病原体からＮＫＴ細胞を活性化する特殊な物質が出ているからで、これをＮＫＴ細胞は認識して集まり、リーダーとしてさまざまな免疫細胞を活性化していきます。

しかし、がん細胞はもともと自己の正常細胞が変異して発生したものなので、ＮＫＴ細胞を活性化させる分子をもっていないのです。そのため、ＮＫＴ細胞は優れた潜在能力をもちながらも「眠れる獅子」のごとく、そのままではがんに対して役に立ちません。

がん治療にＮＫＴ細胞を利用するには、人工的に覚醒（活性化）させる必要があります。

ここが、ＮＫＴ細胞による免疫療法を行う場合の大きなポイントとなってきます。

## ＮＫＴ細胞のがんに対する６つの働き

ＮＫＴ細胞が優れているのは、ＮＫＴ細胞自体ががん細胞を攻撃するばかりか、がんを攻撃するほかのリンパ球、例えばキラーＴ細胞やＮＫ細胞を活性化したり、樹状細胞を成熟させたりするなど、免疫に関わる細胞も総動員させる「アジュバント作用」と呼ばれる機能ももっていることです。これらによってあらゆる角度からがんを攻略していけるのがメリットといえます。だからこそ、ＮＫＴ細胞を覚醒させて潜在能力を引き出すことが重要なのです。

では、ＮＫＴ細胞を覚醒させると、果たしてがんに対してどのように働くのか。主たる働きとしては次の６つがあります。

図表6　活性化したNKT細胞の働き

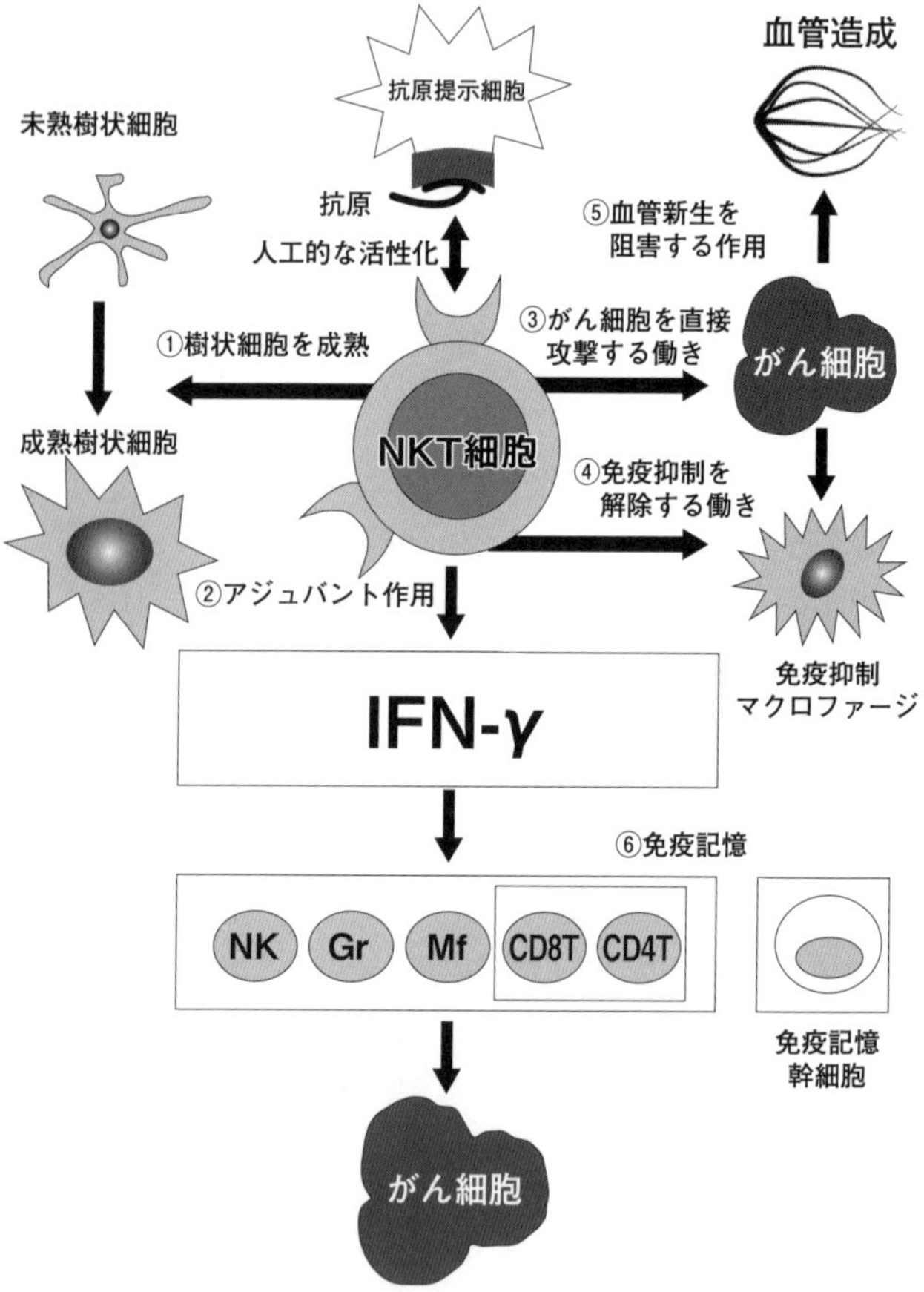


出典：谷口克監修「NKT 細胞標的がん治療とは－新しい免疫療法の臨床試験と期待」を基に独自作成

## ①樹状細胞を成熟させる働き

樹状細胞は、その名のとおり樹木のように枝分かれした突起をもった免疫細胞で、特殊部隊を構成するT細胞に、自身が食べて得たがんの目印であるがん抗原を提示する役割を担っています。

まず、がん細胞を見つけると貪食機能を発揮して、がん細胞をどんどん取り込みながらリンパ球が集まっているリンパ節に移動します。移動している間に、がん細胞を消化し、正確な情報となる抗原（ペプチド）を突起にかざして抗原提示細胞となります。

機能的にはマクロファージと似ていますが、T細胞のなかには一度も抗原提示を受けたことのないビギナーのような「ナイーブT細胞」と呼ばれるタイプも存在します。この未熟なT細胞に対して樹状細胞は抗原を叩き込む教育係の役目を果たしていますので、マクロファージよりも優れていることから「プロフェッショナル抗原提示細胞」とも呼ばれています。

この抗原提示によってがん細胞を認識したキラーT細胞を増やして、がんを攻撃させますが、この働きは成熟した樹状細胞でなければできない仕事です。

樹状細胞は、単球という赤ちゃんのような前駆細胞が分化（成長）したもので、未成熟と成熟の2段階があります。未成熟型は食いしん坊で貪食能力が高い反面、抗原提示の能力は低くなります。これに対して成熟型は貪食能力が低い反面、抗原提示の能力は高いという特徴があります。

がん患者の場合は、がん細胞が細工した免疫を抑制する細胞や物質によって妨害され、樹状細胞が成熟できない状態に陥っています。そのために抗原提示ができず、獲得免疫の特殊部隊は活動できない状態になっています。

ところが活性化したNKT細胞は、がん細胞によって成長を抑えられていた未熟な樹状細胞への妨害を解除することができるので、体内の未熟な樹状細胞も成熟していきます。これによって抗原提示がなされ、T細胞をはじめとする獲得免疫が起動して本来の働きを取り戻すようになります。

## ②アジュバント作用

NKT細胞が活性化すると、さまざまな種類のサイトカインを産生して周囲の免疫細胞に向けて放出するようになります。サイトカインは前章で説明したように、細胞同士で連絡を取り合うメッセージ物質ですから、メッセージを受け取った免疫細胞も活性化してパワーアップしていきます。まさにＮＫＴ細胞がリーダーシップを発揮して、「行け！」とか「やめっ！」の指示を出して攻撃部隊を率いていくわけです。

こうして免疫システム全体が活気づき、がん細胞を撃退する士気が高まっていく仕組みです。

このように、免疫システムを活性化する作用のことを「アジュバント作用」といいます。アジュバントとは「助ける（adjuvare）」という意味のラテン語から名づけられた言葉で、免疫細胞を刺激して効率良く働かせるのがアジュバント作用です。

なかでも注目されているのが、ＩＦＮ-γ（インターフェロン・ガンマ）というサイトカインです。この物質が活性化したＮＫＴ細胞から産生されており、その刺激によって働きが鈍かったキラーＴ細胞、ＮＫ細胞、マクロファージなどさまざまな免疫細胞が活性化し、それらを次々と増殖させてがんに立ち向かうようになります。

特定のがん細胞を狙って攻撃するような従来の免疫療法とは違って、本来もっている免疫システムを強化したり、病気によって機能不全に陥っていた免疫の力を回復させたりしていますので、無駄がなくすべてのがん種に対して有効となります。

どこの部位にできたがんでも、どこまで進行したがんでも、リンパ球から姿を隠そうとしているタイプのがんでも、あらゆるがんに対して効果が期待できることが最大のメリットといえます。

### ③がん細胞を直接攻撃する働き

がん細胞は、自分ががんである目印（がん抗原）を細胞表面に出しているものと、その目印を失ったり隠したりしているものがあります。この両方を同時に排除しなければ、再発が起こる可能性が高くなることはいうまでもありません。

がん細胞を直接攻撃する免疫細胞はというと、目印を失ったがん細胞には自然免疫のＮＫ細胞が、一方、目印を出しているがん細胞には獲得免疫のキラーＴ細胞が攻撃しています。しかし、免疫不全に陥っているがん患者の体内では、両者ともに機能していません。

こうした状況のなか、ＮＫ細胞とＴ細胞の性質を併せ持っているＮＫＴ細胞が活性化していると当然、がん抗原の有無にかかわらず攻撃することができるようになります。

私たちの体を構成している約37兆個の細胞の一つひとつに「私」という目印（抗原）がついていることは説明しましたが、この目印を読み取っているのは細胞の表面に付いているＭＨＣタンパクと呼ばれる受容体です。このＭＨＣタンパクは、細胞ががん化するときに取れてしまうことが多いのですが、この「抗原」が取れたがん細胞をＮＫ細胞は敏感に察知します。

ＮＫ細胞の場合は、正常な抗原が取れてしまった細胞に接すると活性化することが知られており、がん細胞であるか否かというよりも、自分自身を示すＭＨＣタンパクをもたない、つまり自分らしさを失った細胞を攻撃する性質があるのです。そこで、がんという目印がなくても異常を感知して攻撃をしかけることができます。

これに対して獲得免疫のＴ細胞は、がん細胞だけを特異的に攻撃します。Ｔ細胞は、細胞の表面に出ているＭＨＣタンパク（抗原）を手がかりにがん細胞か否かを判断しています。そのため、樹状細胞による抗原提示がなければがん細胞を認識できず、力を発揮することはできません。

しかし、樹状細胞によって抗原提示をされればキラーＴ細胞は直接がん細胞を攻撃し、ＮＫ細胞と同様の殺傷力をもって撃退するばかりか、獲得免疫の特殊部隊による総攻撃をしかけます。

このような役割分担のなかで、それぞれの免疫細胞が能力を発揮して働いているわけですが、これらの働きを活性化したＮＫＴ細胞は単独でやってのけるのです。

さらに、ＮＫＴ細胞にはがん細胞なら必ずもっている別の抗原を探し出すという特徴があります。元は自分の細胞であっても、がん化するとやはり顔つきが変わります。ほかの免疫細胞はＭＨＣタンパクを目印にしているのに対し、ＮＫＴ細胞は顔つきが変わったがん細胞の抗原を見つけていますので、ＮＫ細胞やキラーＴ細胞が見逃したがん細胞も攻撃することができます。

その一方で、ＩＦＮ-γを放出してアジュバント作用によって免疫システムそのものをパワーアップさせることで、がん細胞を駆逐していきます。

### ④免疫抑制を解除する働き

私たちの体には免疫が暴走して自己免疫疾患にならないように、ブレーキ役となる免疫を抑制する細胞が存在していますが、これを悪用してがん細胞は免疫が働けないようにブレーキをかけて自己防衛して増殖しています。

実際に、がん患者の体内では免疫が抑制された状態にあり、免疫細胞たちの活性が落ちてしまっています。また、免疫を抑制する細胞が異常に増殖していることもあるために、治療を行っても効果が現れにくくなっています。

さらに、先に説明した免疫チェックポイントにブレーキがかかっていることもあり、こうした免疫を抑制する因子を取り除かなければ免疫システムは機能せず、がんを撃退することはできません。

そこで力を発揮するのが、活性化したNKT細胞です。NKT細胞には、がん細胞が作る免疫を抑制する物質をキャッチする受容体がないので、動きが封じられることはありません。そのうえ、がん細胞が免疫細胞の攻撃から自身を守るために細工した免疫を抑制する細胞などを、逆に殺傷する働きもしています。

これによって、さまざまな免疫の抑制が解除されることで、自由になった免疫細胞たちが本来の仕事を全うし、免疫機能が高まります。

**⑤血管新生を阻害する作用**

がんは死なない細胞ですから際限なく増殖していきますが、大きくなればなるほど自分自身が生き延びるために酸素や栄養がたくさん必要になります。そこで、がん細胞は近くの血管から自分のところまで専用の血管を引いてくるという能力を発揮します。この現象を「血管新生」といい、こうして作られた血管を「新生血管」といいます。

新生血管を作るために、がん細胞は血管新生因子と呼ばれるタンパク質を巧みに利用しています。血管新生因子にはいろいろな種類がありますが、なかでも重要な働きをしているのが血管内皮増殖因子（ＶＥＧＦ）というサイトカインです。

がんがＶＥＧＦを作って放出すると、近くの血管からがん細胞に向けて血管の材料となる細胞が流れ出し、がんとの間を結ぶ微小血管を作り始めます。こうしてできたのが新生血管です。これによって、がん細胞はしっかりと酸素と栄養を確保し、ますます増殖するようになります。

しかし、活性化したＮＫＴ細胞は、がん細胞がＶＥＧＦなどのサイトカインを放出できないように邪魔をするのです。これによってがん細胞は新生血管を作れなくなり、酸素と栄養の供給源が断たれてしまいます。つまり、兵糧攻めにするわけで、結果としてがん細胞は餓死することとなります。

### ⑥長期の免疫記憶作用

獲得免疫の特徴は、一度出会った抗原の情報を記憶する機能が備わっていることです。この性質がワクチンにも利用されています。

キラーＴ細胞や、病原体の抗原にピタリとくっついて排除する抗体を作るＢ細胞は、体内に病原体が侵入すると攻撃をしますが、排除したあとは多くの細胞が死んでしまいます。けれども一部のＴ細胞やＢ細胞は、リンパ節などで記憶細胞（記憶Ｂ細胞や記憶Ｔ細胞）として生き続けます。

　これらの細胞は前回の感染の記憶をもっていますので、同じ病原体が再び侵入してきたときには記憶ヘルパーＴ細胞が素早く反応して抗体を作る記憶Ｂ細胞や、直接攻撃する記憶キラーＴ細胞に攻撃する指令を出すことができます。これによって病原体を効率良く迅速に撃退できるわけです。

　このような免疫記憶がもともと備わっていますが、がんの巧みな細工によってがん患者は免疫不全に陥っているため、うまく機能しなくなっています。

　それが、ＮＫＴ細胞を活性化すると、ＮＫＴ細胞が産生するＩＦＮ-γのアジュバント作用によって強力に活性化された免疫細胞の一部（記憶Ｔ細胞）が体内に残存し、長期の免疫記憶が形成されるようになります。実際に肺がん治療の際、肺では９カ月以上も免疫記憶が持続していることが確認されています。

これらの働きがNKT細胞に備わっていることが、理研の谷口先生らの研究で分かってきました。ただし、これはNKT細胞が活性化しているときに発揮される能力であって、通常は眠った状態にあります。そのためにNKT細胞が発見されても、どのような働きをしているのかが謎だったのです。

したがって、がん治療に活用するには人工的にNKT細胞を活性化するしか方法はありません。NKT細胞をいかに目覚めさせるかが、がん治療においては重要な鍵になってくるというわけです。

# 第4章

# 免疫のスーパーリーダー「NKT細胞」を活性化してがんに勝つ

## 免疫療法の拡大解釈に要注意

免疫療法というと私たち医師の間では、これまでに説明してきたような専門施設で研究され、医療機関で実施される治療法を指しています。ところが、一般の人たちは「免疫力を高める療法」を総称して免疫療法と呼んでいるようです。つまり、医師が考えている治療法よりも、もっと広範にとらえているのです。

その一つが健康補助食品です。一時はアガリクスやメシマコブなどのキノコ類に免疫力を高めてがんを抑える効果があると喧伝され、これも一つの〝免疫療法〟としてブームになりました。しかし、現在はほとんど耳にしないほど見事に消えていきました。エビデンスがないにもかかわらず、それらしい理屈を並べて誇大広告し、荒稼ぎをして自滅していったわけです。

しかし、こういった例が「免疫療法」という言葉の信頼性を著しく貶め、「効かない」「インチキ」というレッテルを貼られる一因になっていることは否めません。

キノコ類に限らず、さまざまなサプリメントや怪しげな水をはじめ、エネルギー療法、気功など挙げればきりがありません。これらの多くは「代替療法」と称して患者に近づいていきます。

実際に、こうしたインチキ療法に引っかかる患者が存在し、がんを進行させてしまったり、命を落としてしまったりするのも事実です。こうした患者を目の当たりにすると、悔しさ、怒り、情けなさなど、いろいろな感情が湧いてきます。

確かにプラセボ効果というものがあり、信頼している人から「これはよく効きます」と勧められると、単なるビタミン剤でも効くことがあります。これは新薬などの治験でも採用されていることでもあり、「病は気から」は否定できません。

けれどもそれは、きちんとしたエビデンスに基づいた治療を受けての話なのです。なんでも試してみたいという気持ちは理解できますが、がんという病気はそれほど甘いものではありません。

あくまで「免疫療法」というのは、医師のもとで行う医療行為であることを十分に理解してほしいと思います。

## ＮＫＴ細胞標的治療とほかの免疫療法との比較

がん細胞には、自分ががんである目印（がん抗原）を細胞表面に出しているものと、その目印を隠しているものが存在します。がん抗原を出しているものはＴ細胞（獲得免疫）が、がん抗原を出してはいないけれど顔つきが変わって自分らしさを失ったものはＮＫ細胞（自然免疫）が排除しています。

「免疫療法」の多くはＮＫ細胞やＴ細胞のいずれかを取り出し、何億個と数を増やして患者の体内に戻すという方法が取られています。なかでもＮＫ細胞は、がん抗原が出ていなくても見つけ出して排除する能力があるだけに、うまく働けば一定の効果は期待できると思われます。しかし、Ｔ細胞の場合は、がん細胞が抗原を隠してしまえば目印を見失って働くことができなくなりますので、効果を得るのは難しいところです。

そもそも、いくら活性化したり数を増やしたりしたところで実際には、がん細胞が出す抑制シグナルによって免疫細胞の動きは封じられてしまうため、がん細胞の出すシグナルを阻止しなければ意味がありません。しかも、免疫細胞にも寿命がありますから1回の攻撃でほとんどが終わってしまいます。

このような理由から、ほかの免疫療法の方向性は決して間違っていないのですが、がんを殲滅《せんめつ》する決定打には至っていません。けれども研究は続けられていますので、将来的には効果的な方法が誕生する見込みはあるとも考えられます。

そんななかで一歩も二歩も場合によっては数百歩もリードして注目されているのが、活性化させたＮＫＴ細胞による「ＮＫＴ細胞標的治療」です。

ＮＫＴ細胞自体は、体外に取り出して増やしても、ほかの免疫療法と同様に寿命があり、死んでしまいます。そこで、Ｔ細胞の性質を利用して、樹状細胞による抗原提示で活性化させる（次項参照）仕組みによって「免疫記憶」を獲得するのがこの治療の特徴です。これによって一つのＮＫＴ細胞に寿命がきても、記憶を受け継いだＮＫＴ細胞が活性化して免疫システムを維持できるのです。

また、ＮＫＴ細胞は、がん細胞を直接攻撃することもできます。しかも、ＮＫ細胞の性質をもっていますから、がん抗原がなくても探し出せるうえに、がん細胞が出す抑制シグナルは通用しません。これは、ＮＫ細胞やＴ細胞とは異なるがん抗原に反応しているからです。

さらに、アジュバント作用によってＮＫ細胞やＴ細胞も活性化することができ、免疫システム全体をパワーアップして免疫の総力戦に持ち込むことができます。これが、すでに紹介した6つの働きというわけです。

こうしたＮＫＴ細胞の特徴から、ＮＫＴ細胞標的治療について理研の谷口先生は「女王蜂戦略」と称しています。ＮＫＴ細胞は女王蜂のような存在なので、働き蜂であるＮＫ細胞やキラーＴ細胞などがたとえ死んでしまっても長期の免疫記憶によっていつでも補給することができるため、がんの進行や再発、転移も抑制できるとされています。

## 活性化ＮＫＴ細胞による「ＮＫＴ細胞標的治療」とは

問題は、優れた潜在能力をもちながらも〝眠れる獅子〟の状態にあるＮＫＴ細胞を、どうすれば覚醒させることができるのか、ということです。

ＮＫＴ細胞を発見してから11年後の１９９７年に、谷口先生らの研究によって人工的に活性化することのできる物質が突き止められました。これこそが眠れる獅子を覚醒させる鍵となるもので、糖脂質の「アルファ・ガラクトシルセラミド」（α-GalCer）という物質です。

ちょっと難しい名前ですが、アルファ・ガラクトシルセラミドの由来というのは海に生息する海綿生物の一種で、文字どおりスポンジ（海綿）状をしています。この海綿から抽出した糖脂質が、眠っているNKT細胞の受容体（TCRというアンテナ）に結合すると、眠りから覚めるということです。

免疫チェックポイントのところで難しい話をしてしまいましたが、このときにT細胞にいくつもの受容体があることは分かったと思います。このようにほかのT細胞はいろいろな抗原を受容体でキャッチして活性化しますが、NKT細胞の場合は糖脂質抗原（アルファ・ガラクトシルセラミド）にだけ反応して活性化します。

どういうことかというと、通常のT細胞の受容体は免疫の大原則である自己と非自己、つまり「私」という目印でないもの（MHCタンパク）をすべて抗原として認識しています。これに対し、NKT細胞の受容体は1種類だけで、しかも「私」という目印ではなく「CD1d分子」に提示された糖脂質のみを抗原として認識しています。これは、非自己ではなく人間に共通する〝ヒト〟という目印以外に反応するものなので、がん治療においては万人に、すべての部位のがんに対応できることを意味しているのです。

ＣＤ１ｄは、抗原提示細胞である樹状細胞の表面に出ている受容体（タンパク質）のことで、ここにアルファ・ガラクトシルセラミドが提示されると、ＮＫＴ細胞の受容体が結合して活性化する仕組みです。このように細胞の表面に存在する特定の受容体に特異的に結合する物質のことを「リガンド」といいます。

したがって、ＮＫＴ細胞のリガンドがアルファ・ガラクトシルセラミドであり、これによって眠れる獅子が目覚めるわけです。しかし、目覚めるには条件があり、樹状細胞の表面にあるＣＤ１ｄに、アルファ・ガラクトシルセラミドが抗原提示されなければなりません。

そこで、がん患者の体内から樹状細胞の赤ちゃんである単球を取り出し、体外で成熟させてアルファ・ガラクトシルセラミドを徹底的に覚えさせ、抗原提示できる状態にして患者の体内に戻します。これによって樹状細胞が抗原提示したアルファ・ガラクトシルセラミドにＮＫＴ細胞が結合して覚醒し、眠っていた本来の能力を発揮してがん細胞に向けて自ら先頭を切って戦うようになります。

これが「ＮＫＴ細胞標的治療」です。「標的」というとＮＫＴ細胞が悪者で攻撃されるようなイメージをもたれてしまいがちですが、頼りがいのあるＮＫＴ細胞に狙いを定めて

図表７　NKT細胞を標的とした抗腫瘍作用メカニズム

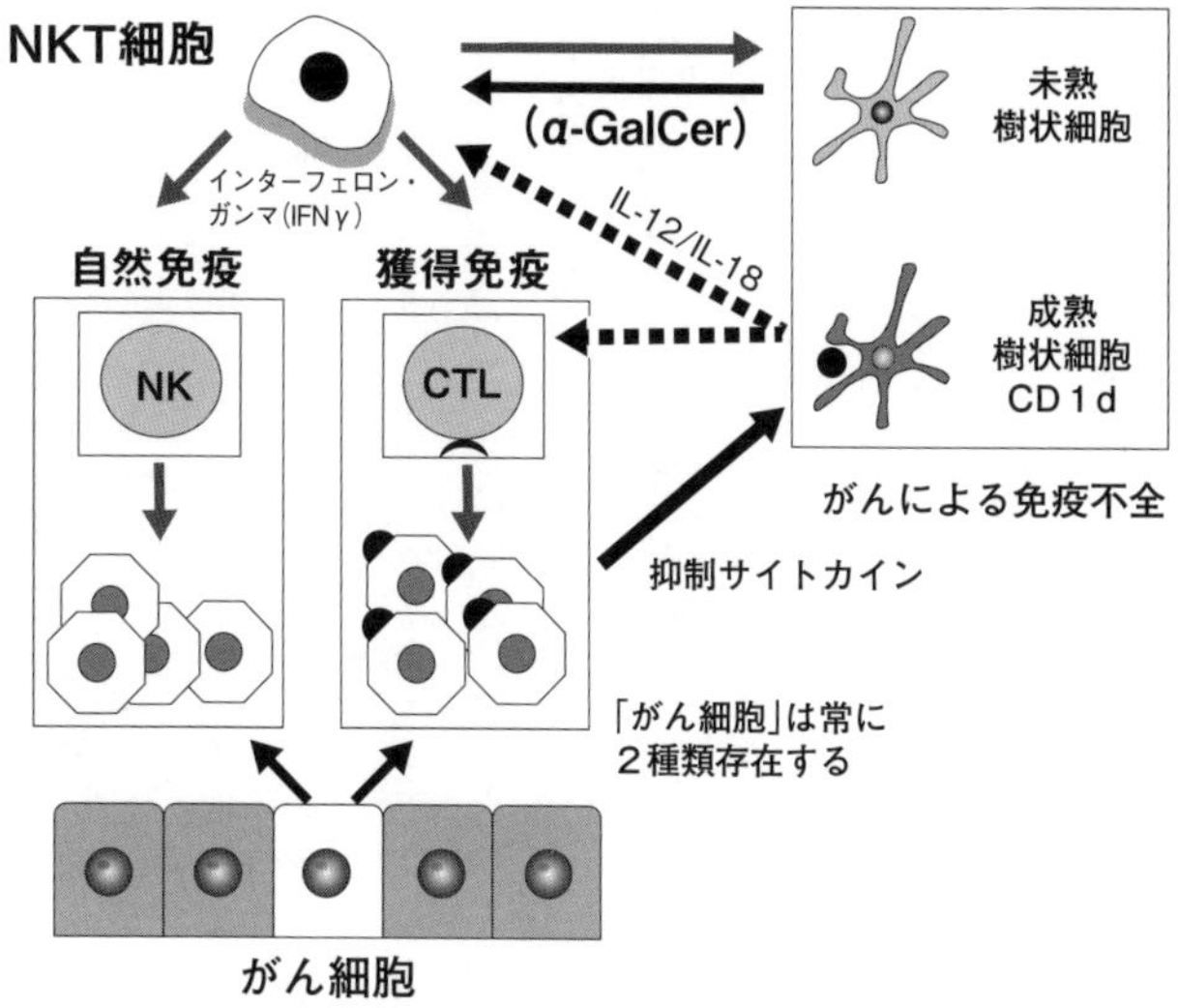


出典：理化学研究所「NKT 細胞を標的としたがん免疫細胞治療」を基に独自作成

活性化させることで免疫システムをパワーアップさせて総力戦に向かわせるという意味が込められています。

## ＮＫＴ細胞標的治療の流れ

治療はまず、採血を行うことから始まります。採血といっても、健康診断で行うように注射器で血液を抜き取るわけではありません。患者さんはベッドに横になった状態で、静脈から採取した血液を専用の機械で循環させます。これは人工透析と同じように全身の血液を遠心分離機に4～5時間かけて白血球の中から単球を分離させ、特定の成分だけを保存する方法です。

原理は献血で行う「成分献血」と同じで、赤血球などは体内に戻しますので貧血になる心配はありません。このように必要な成分を分離する採血を「アフェレーシス」といいます。

分離した単球はすぐに専用のビニールの袋にパッキングしたあと、理研の細胞調整センターに届けられます。細胞調整センターでは、届いた単球を加工して成熟した樹状細胞にアルファ・ガラクトシルセラミドを結合させます。

こうして、患者オリジナルのＮＫＴ細胞を覚醒させる鍵となる樹状細胞を作り、安定性試験を行ったあと、2ml入りのセラムチューブ（専用容器）4本が凍結保存した状態で医療機関に戻されます。その間に要する時間は約2週間です。

戻ってきた樹状細胞は使用する分だけ解凍し、点滴でゆっくりと患者さんの体内に投与していきます。このとき、副作用はほとんどありません。患者さん自身の細胞を使って加工していますので、安全性は高いといえます。細胞性免疫を利用するときは、皮下に投与することもあります。

アフェレーシスを含めて日帰りの治療であることも、患者にとっては負担が少ないのでメリットといえます。

2回目以降の投与は、効果を確認しながら患者さんの状態を見て時期を調整して行います。基本的に1週間以上は間隔を開ける必要があります。

効き目は体内で8～9カ月持続しますので、場合によっては慌てて連続投与する必要はありませんし、保存期間も冷凍状態で約1年は有効とされています。

図表8　NKT細胞標的治療「RIKNKT®」の治療の流れ

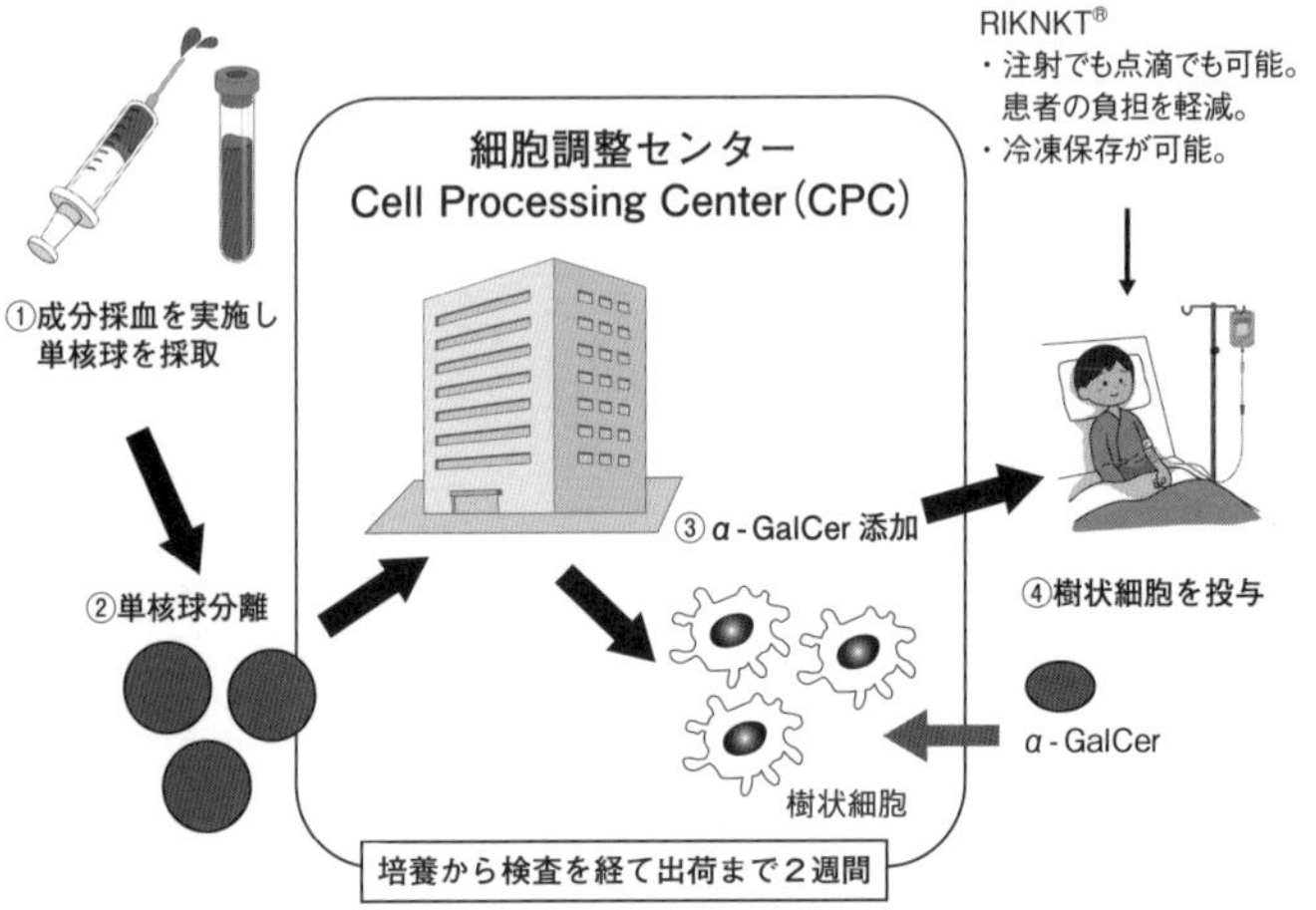


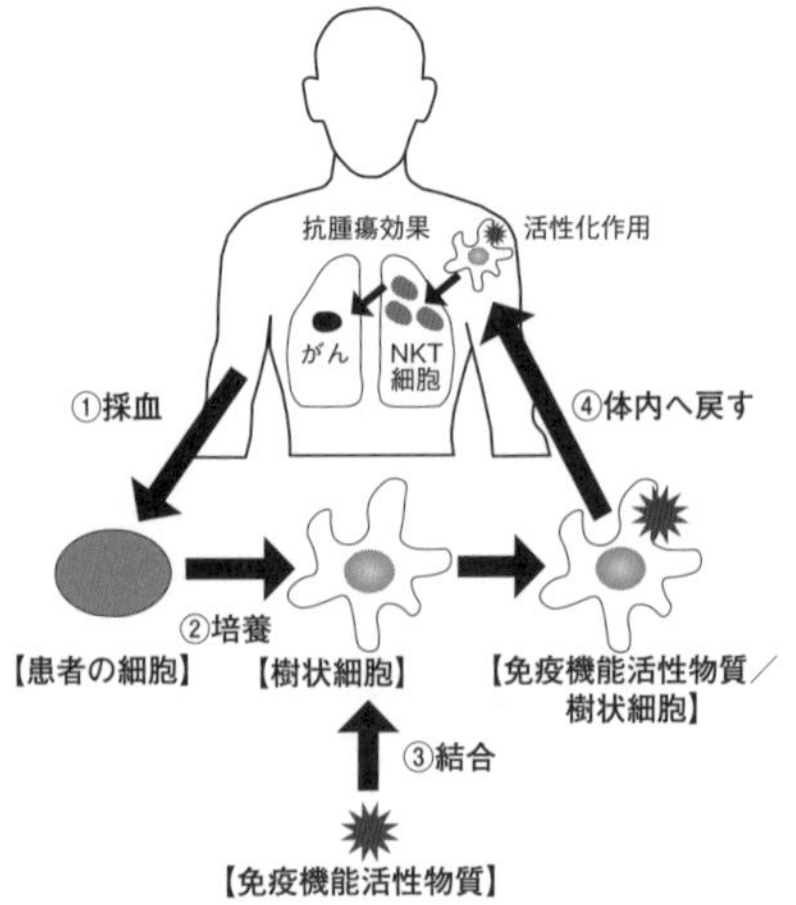


出典：理化学研究所「NKT Cell-targeted Immunotherapy」を基に独自作成

## ＮＫＴ細胞標的治療の臨床試験で顕著な効果

活性化したＮＫＴ細胞の働きがどんなに優れていたとしても、実際にがん患者さんに投与して効果を得られなければ意味がありません。それには、誰もが認めるような客観的なデータを示して実証する必要があります。これが、一般にいわれている「エビデンス（科学的根拠）」です。

がんの３大療法である外科療法・放射線療法・化学（薬物）療法も、このエビデンスに基づいて実証され、厚生労働省のお墨付きを得た治療法が推奨されています。

３大療法は「標準治療」と呼ばれていますが、「標準」という言葉から「平均的な治療」と思われがちです。しかし、実際にはその時代で最も有効な治療法とされているものを基本としており、効果が検証された現時点で最善の治療を指しています。

がんの標準治療は、臓器ごとに定められた「診療ガイドライン」に沿って適切な治療方針が決められています。

診療ガイドラインには、エビデンスに基づいた治療法が推奨グレードごとに載っており、グレードＡの治療法が最もお勧めできる治療であり、ここに属する治療が標準治療となっています。グレードの内容は、次のとおりです。

・グレードＡ：行うよう強く勧められる（十分な科学的根拠がある）
・グレードＢ：行うよう勧められる（科学的根拠がある）
・グレードＣ：行うことを考慮してもよいが十分な科学的根拠がない
・グレードＤ：行わないよう勧められる（患者に不利益が及ぶ可能性がある）

このようなガイドラインがなぜ設けられているのかというと、日本において医療格差がなく全国各地のどこの医療機関でも同じレベルの信頼できる治療を安心して受けられるようにするためです。

医師は、患者さんに対してグレードＡの治療をお勧めするようになりますが、このなかから最初に選んで行う治療を「ファーストライン（一次治療）」、次に試みる治療を「セカンドライン（二次治療）」、３番目に行う治療を「サードライン（三次治療）」といいます。

当然、最も有効性の高い治療をファーストラインで行いますので、セカンドライン、サードラインと段階が進んでくると状況はかなり厳しくなり、サードラインで効果が見られないときには緩和治療となります。

　このような診療ガイドラインに新たな治療法が加わるとなると、推奨されている治療法と同等か、それ以上の効果が認められなければ難しいといえます。

　したがって、ＮＫＴ細胞標的治療も臨床試験を実施して、客観的なデータを積み上げる必要があります。そこで行われたのが、理研と千葉大学による共同研究です。

　最初に対象となったのは、進行・再発した非小細胞肺がんの患者17人でした。肺がんは世界的にも患者数が多く、初期の段階で発見されれば手術によって切除することも可能です。しかし、再発や進行して手術ができなくなった場合は、完治を望める有効な治療法がありません。つまり、予後が良いとは言い難いタイプのがんといえます。

　実際に、非小細胞肺がんにおける標準治療（診療ガイドラインにおいて推奨されている二次治療）が終わったあとの生存期間は、中央値で８カ月あまりと著しく短いのが現状です。

　こうしたなか、千葉大学で実施された17例の臨床試験の結果、平均生存率は17・２カ月と、推奨されている治療の２倍以上の延命に成功したのです。

また、17例のうち60％を占める10例ではＮＫＴ細胞が活性化している（アジュバント作用）ことを示すＩＦＮ－γ（インターフェロン・ガンマというサイトカイン）の分泌が顕著に見られたことも分かりました。これにより10例の延命効果は31・2カ月と、標準治療の約4倍にも迫る数値を示していました。

この臨床試験の結果を分かりやすくいうと、「余命8カ月」と宣告され、もはや残された治療は痛みなどの苦痛を和らげる緩和ケア中心に行われる「がん末期」の状態にあった患者さんが、約3年間も長く生きられたということです。

これがどういう意味をもつのかは、診療ガイドラインと比較すれば自明の理といえるでしょう。

その後、頭頸部がん、術後肺がんなど、違うがん種での研究も行われ、進行肺がんと同じように有効性を示す結果が得られています。

この結果を見れば当然、標準治療になってもよいと思うかもしれません。ところが、あまりにも成績が良過ぎたために、かえって慎重に検討する必要があると判断されてしまいました。今後も、私たちの治療を含めて多くの臨床データを積み重ね、標準治療になることを期待したいと思います。

図表９　非小細胞肺がんにおけるNKT細胞標的治療の臨床試験

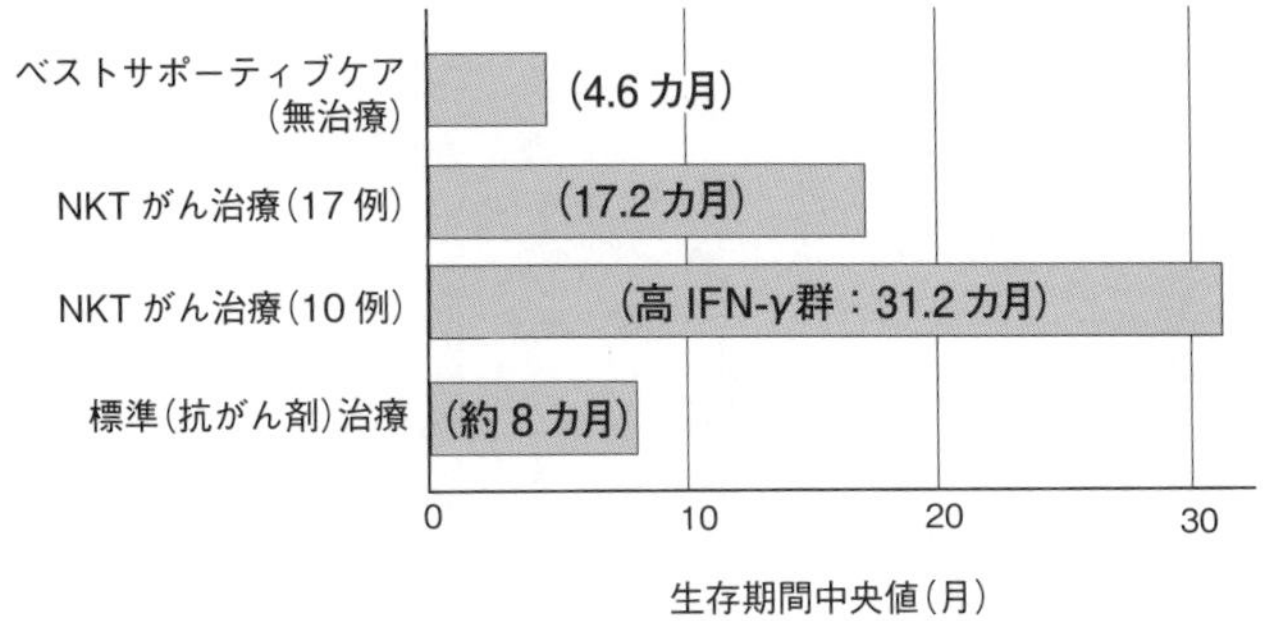


（J.Immunol, 2009）

出典：伊東信久『NKT 細胞がん治療のすごい力』

## がん治療の評価の難しさ

がんは命に関わる病気なだけに、患者さんはがんをなくすことを望んでいます。これは当然のことであり、私たち医師もそれを目指して治療に当たっています。

がん治療の効果を評価する場合、前述のように生存時間を一つの指標とする方法がありますが、抗がん剤治療などで最も用いられているのはＣＴやＭＲＩによる画像診断です。その評価基準は次のようになっています。

・完全奏功（ＣＲ）：画像上、がん消失が４週間以上にわたって見られる

・部分奏功（ＰＲ）：がん消失が30％以上見られ、それが４週間以上持続している
・安定（ＳＤ）：がんの大きさに変化がない
・進行（ＰＤ）：がんが20％以上増加し、絶対値でも５ミリ以上増加している

これらのうちで有効とされるのは「がんが小さくなった」「消失した」「変わらない」などの状態が一定期間続いた場合、つまり完全奏功、部分奏功、安定までとなります。これは科学的な判断基準ですので、がんの大きさや効き目が持続した時間など、数字で表せる客観的なデータといえますし、患者さんにも一目瞭然なので分かりやすいのです。

しかし、患者さんは消失あるいは縮小していなければ、効果があったとは思えないようです。なぜなら、現状のままではいつ進行に転じるか分からないため安心できず、不安な日々を送るようになるからです。

けれども、がんが体内にあっても現状を維持しながら何年も生存している患者さんはたくさんいます。ですから、がんが体内にあったとしても、悪さをせずにおとなしくしているようにコントロールができれば、普通に日常生活を送ることができるのです。

例えば、肺がんの場合は進行すると呼吸困難に陥って死に至りますし、肝臓がんの場合

は体内の毒素を分解できなくなったり、肝硬変になり腸管から門脈へ血液が逆流して静脈瘤破裂を起こしたりして、死に至ります。こうした臓器に転移すると生命に関わりますが、がんが原発巣にとどまっており、進行しないように維持することができればがんと共存できるということです。つまり、がんは死なない細胞ですから、どんどん増殖していくところが怖いのであって、その増殖を抑えることができればよいわけです。こうした、がんとの共存も一つの選択肢となり得ます。

　したがって、がんを消すことだけが治療ではなく、がんとうまく付き合って生きていく方法もあり、それが可能な状態ができれば、これも効果的な治療といえるのではないかと思います。

　また、評価基準に自覚症状や患者のＱＯＬ（生活の質）は含まれていないことがほとんどです。がん治療の良し悪しが数字だけで評価され、患者さんの体調や生活、心情、満足感などを考慮しないというのもおかしな話です。

　特に免疫療法においては、ＱＯＬの向上や抗がん剤の副作用の軽減といった、数字では表しにくいところに利点があります。ですからＮＫＴ細胞標的治療においては、千葉大学による臨床試験でＱＯＬも評価しています。実際の治療現場でも患者さんによって効果の現れ方はさまざまで、それらをどのように評価するのか難しいところです。

## 実際にNKT細胞標的治療を受けた患者の症例

**［症例1］ 喉頭がん・ステージⅢ**

以前から喉に違和感を抱いていたTさん（65歳・男性）ですが、気にすることなく過ごしていたところ、ある日喀血してしまいました。血を吐くとは穏やかでありませんから、すぐに近隣の病院を受診し精密検査を受けた結果、喉頭がんでステージⅢという診断が下されました。

医師からは、喉頭を全部摘出する手術と化学放射線治療についての説明を受けました。喉頭を摘出すれば再発や転移のリスクは低くなりますが、声を失ってしまうため、手術は避けて化学放射線治療を受けることにしました。

そこで、まずPF療法といってシスプラチンと5FUという2種類の抗がん剤を投与し、がんが縮小したあとに放射線で残りのがんを照射するという方法を取ることになりました。

しかし、抗がん剤でがんが縮小することはなく、手術を迫られることとなったのです。

これをどうしても受け入れることができなかったTさんが、ほかの治療法を求めてインターネットで探した末にたどり着いたのがＮＫＴ細胞標的治療でした。

最初はいろいろな免疫療法があることに戸惑い、どれが良いのか混乱したものの、調べていくうちに意外と効果が低いことにガッカリしました。そんななか、最新の免疫療法で、しかも理研が研究しているＮＫＴ細胞標的治療なら「いけるのではないか」と希望を見いだしました。このことを病院の主治医に相談すると、「試してみる価値はある」と言って快く紹介状を書いてくださったといいます。

主治医の言葉がTさんの心を後押ししたようで、来院されたときにはやる気満々で表情も明るく、私も安心したのを覚えています。

こうして、ＮＫＴ細胞標的治療を、病院での放射線治療と併用して行うことになりました。

ＮＫＴ細胞標的治療は4回で1セットとなっており、投与する間隔は患者によって異なりますが、通常は週1回のペースで行います。Tさんの場合も週1回の投与となり、次回までの間に病院で放射線治療を受けていました。

放射線治療は昔に比べて副作用が軽減していますが、まったく出ないというわけではありません。しかし、Ｔさんの場合はＮＫＴ細胞標的治療によって免疫力が高まっていることもあり、副作用に悩まされることなく放射線治療も順調に進みました。

そして、ＮＫＴ細胞標的治療と放射線治療の併用治療が無事に終わり、病院で喉頭鏡（喉頭を見る内視鏡）による検査をし、病巣部を確認すると、がんは消失していたのです。この結果に主治医もたいへん喜び、今後も連携していきたいと私に連絡をくださいました。

Ｔさん自身も喉の違和感がなくなり、普通に食事も摂れています。なにより声を出せることに喜んでいました。

## ［症例２］中咽頭がん・ステージⅡ

海外で飲食店を任されていたＭさん（61歳・男性）は、顔がおたふくかぜのように腫れてきたことに驚いて医療機関を受診したところ、中咽頭に腫瘍ができていることが分かりました。生検（病変の組織を採取して顕微鏡で調べる検査）を行った結果、中咽頭がんでステージⅡでした。

心配したオーナーから私に問い合わせがあったため、がん専門施設を紹介し、Ｍさんは治療のために帰国しました。

図表10　喉頭鏡で見た喉の奥

治療前

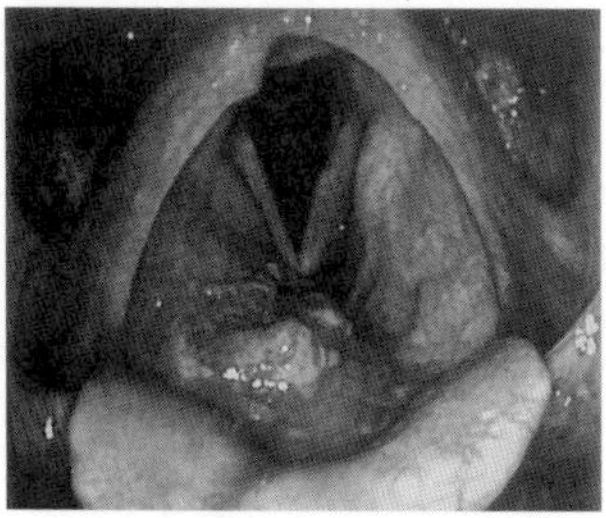

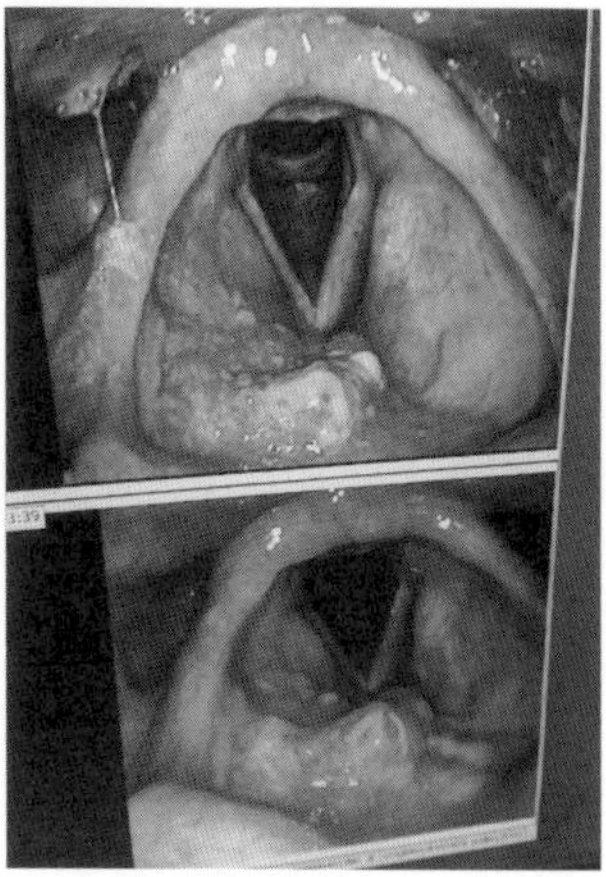

治療後

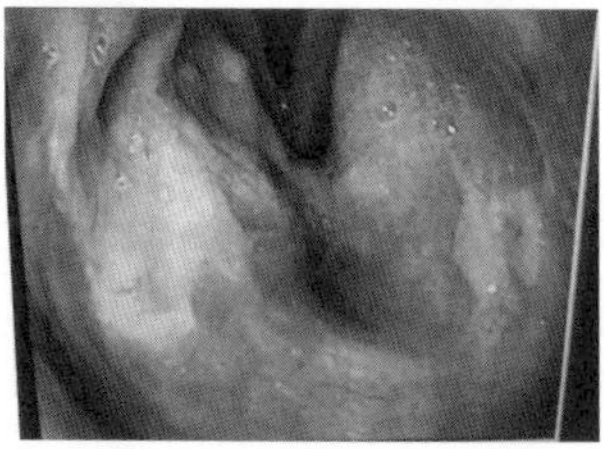

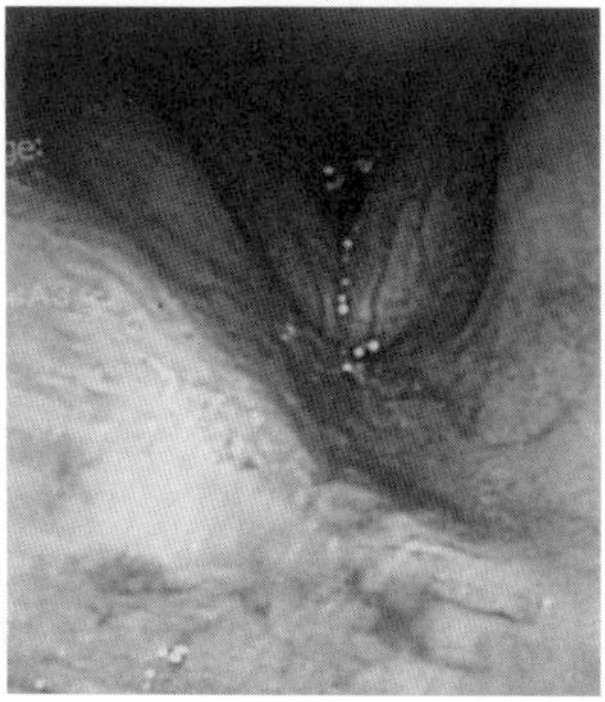

中咽頭がんの標準治療のなかでも放射線療法と化学療法を併用した化学放射線治療が有効のため、がん専門施設でもこの治療計画が示されました。しかし、Ｍさんは化学療法の副作用に強い不安を感じ、また糖尿病の持病があってヘモグロビンＡ１Ｃが８・７（正常値は６・０）と高いこともあり、化学放射線治療は受けたくないということで、重粒子線による治療を希望しました。

そこで、重粒子線治療ができる施設を紹介してもらいましたが、そこでは重粒子線単独での治療は行っていないと断られ、結局がん専門施設に戻されてしまったのです。そんなことから副作用の心配がないＮＫＴ細胞標的治療を受けたいと、最初に連絡があった縁で私のもとにやって来ました。

実際にお会いしてみると、本当にＭさんの顔はパンパンに腫れており、触るとコリコリとしこりが確認できました。風邪などで扁桃腺が腫れたときには触るとしこりが動くのですが、がんの場合はしこりが動きません。その前に口の中を見ただけで扁桃腺に腫瘍があることが確認できました。

そこで、ＮＫＴ細胞標的治療を行うことになり、糖尿病のほうは地域医療連携でお世話になっている近隣の総合病院でコントロールをお願いしました。

ただ、ＮＫＴ細胞標的治療だけで、がんが治るとは期待していなかったＭさんは、ＮＫＴ細胞標的治療が終了したあと、今度は陽子線治療も受けたいと希望されたため紹介状を書いてお渡ししました。

こうして治療体制が整いアフェレーシスを行ったあと、週１回のペースでＮＫＴ細胞標的治療を１クール（４回）行うことになりました。その間に副作用が出ることもなく、Ｍさんは普通に過ごしていました。特に４回目のＮＫＴ細胞標的治療を行う頃には顔の腫れが引いていましたので、効果が現れていることは明らかでした。けれども詳しい病態は分かりませんので、ぬか喜びをさせないように慎重に説明して治療を終えました。

そして、予定どおりに紹介状を持って陽子線治療を受けに専門施設を受診したＭさんでしたが、精密検査を受けると同時に、そこでも陽子線治療を単独では行っておらず、抗がん剤治療との併用になると説明を受けたのです。抗がん剤の副作用が心配なので、最初のがん専門施設での治療を拒んだだけに、どうしたものかと悩んでいました。

ところが、陽子線治療を行っている施設での精密検査の結果が出ると、がんがきれいに消えていることが判明したのです。この結果によって陽子線治療も抗がん剤治療も受けずに済みました。

Mさんはいくつかの医療機関を回りましたが、結局はNKT細胞標的治療だけで中咽頭がんが治ってしまったことになります。

現在は、現地に戻って元気に飲食店を切り盛りしているようです。

## ［症例3］スキルス胃がん・腹膜播種・ステージⅣ

胃痛を訴えて近所の消化器専門のクリニックを受診したTさん（42歳・女性）は、内視鏡検査で胃がんが見つかりました。そのため、がん専門施設を紹介されて手術を受けましたが、開腹すると腹膜播種が見られたため、いったん閉じられてしまいました。そのときにスキルス胃がんでステージⅣであることが判明したのです。どうやら病態を見誤られたようでした。

そこで抗がん剤治療を2クール行ったあと、再び手術を受けて胃を3分の1ほど切除しました。だからといって腹膜播種がなくなっていたわけではなく、原発巣を切除しなければ進行してしまいますから、そのときは当然の処置だったといえます。

手術後は、体力の回復を待って3クール目の抗がん剤治療を行う予定でした。しかし、それまでに行った2回の抗がん剤の副作用が強く、ヘルペスになったり貧血になったり、全身の倦怠感、食欲不振などで体力的にも精神的にも限界にきていました。

そんなとき、Ｔさんの親戚が医師であり、私と知り合いだった縁からＮＫＴ細胞標的治療を勧めてくださり、治療をすることとなりました。

ところが、Ｔさんの場合は、ＮＫＴ細胞標的治療を行った１回目に39・６度の高熱と頭痛が起こったのです。これは珍しいケースですが、副作用かと思われました。そこで解熱剤を投与するとすぐに治まり、２回目以降は発熱も頭痛も現れることはありませんでした。

これは、新型コロナウイルスのワクチン接種でも多くの人が体験した副反応と同様に、免疫が活性化したことで起こった反応と思われ、場合によっては逆に効果も期待できると私は手応えを感じました。

すると、実際に４回目の投与が終わって１週間ほど経ったとき、胃がんの腫瘍マーカーであるＣＡ19‐９の数値が、治療前の２００から67にまで下がっていたのです。この結果にＴさんもたいへん喜び、３クール目の抗がん剤は受けない決心をして、ＮＫＴ細胞標的治療だけにしたいと希望されました。

その後、がん専門施設に戻ったＴさんは体力も気力も回復し、ご自身はすっかり治った気になっていました。調子が良さそうな状態から、主治医も「しばらく様子を見ましょう」と判断し、3クール目の抗がん剤治療は延期となりました。このことは主治医のほうからも連絡をいただき、Tさんの病態についてデータを共有することができました。

そして、経過観察から1年以上が経ちますが、再発も転移も見られず、元気に過ごしていると聞き及んでいます。

それにしても、スキルス胃がんでステージⅣまで進行する前に、胃の調子が悪いなどなんらかの兆候が見られ、もっと早くに気づけたのではないかと思われるかもしれません。しかし、日常のストレスでも胃が痛くなったり調子を崩したりしますから、それで胃がんを疑う人はほとんどいません。また、彼女の年齢から考えると、乳がんや子宮がんは警戒したと思いますが、胃がんにまでは思いが及ばなかったと思われます。ここが、がんの怖いところであり、がん検診の重要性を示しています。

### ［症例４］ 右肺扁平上皮がん・リンパ節転移・ステージⅢ

風邪をこじらせて肺炎になったMさん（71歳・男性）は、市民病院に入院しました。そのときにS6（肺の裏側の下葉部分）の気管支が閉塞し、縦隔リンパ節が大きくなっていることから気管支内視鏡で生検を行ったところ、出血がひどくて再検査となりました。二度目の検査で判明したのが右肺扁平上皮がんで、肺門からリンパ節転移が見られ、ステージⅢという診断でした。

肺がんにはいくつか種類があり、扁平上皮がんは外界から体内を守るために気道から肺にかけて存在する上皮細胞ががん化したもので、肺がんのなかでは2番目に多い種類です。胸の真ん中で胸膜によって隔てられた部分を縦隔といい、その中に存在するリンパ節が縦隔リンパ節です。ここは気道の後ろ側を通っているため、肺がんの転移が起こりやすいことで知られています。

Mさんの場合も縦隔リンパ節に転移しており、手術は困難なために放射線治療を行うと、主治医から説明されました。しかし、検査中に大量の出血をして再検査になったことで病院に不信感を抱いていたMさんは、このまま治療を受けることに不安を感じ、ＮＫＴ細胞標的治療を受けたいと相談に来られたのです。

確かに肺扁平上皮がんには放射線が効きやすいので、治療方針としては間違っていません。ただ、この場合の放射線治療には副作用が強く現れるケースが多いので、ＮＫＴ細胞標的治療を併用することが副作用の軽減になり、効果的と思われました。

ところが、その話を市民病院の主治医にすると、ＮＫＴ細胞標的治療を行うなら混合診療になるから放射線治療はできないと、断られたというのです。それはおかしな話です。

混合診療とは、一つの病気やケガの治療において、健康保険が使える「保険診療」と健康保険が使えない「自由診療」の両方を受けることをいいます。日本では禁止されていますので、自由診療を選ぶと健康保険が使える検査・診療・注射・入院などについても、初診日にさかのぼって「全額自己負担」となります。

けれども、これは同一の医療機関で同時に治療を受けた場合の話であり、別の医療機関で自由診療を受ける分には混合診療になりません。これを誤解している人が多いのも事実です。

Ｍさんは放射線治療が始まる前にアフェレーシスを行ったあと、１回目の放射線治療を受けると、主治医に内緒でＮＫＴ細胞標的治療を４回受けました。すると、体がしんどくて動くと息切れがするというのです。てっきりＮＫＴ細胞標的治療の副作用かと思っていたところ、なんと放射線治療の後遺症で間質性肺炎を起こしていることが分かりました。

その後、間質性肺炎が改善したことで現状を確認するために検査を行うと、肺がんが治っていたのです。この結果に主治医は「後遺症は出たものの、こんなに放射線治療が効いたケースは稀だ」と驚いていたといいます。当然、２回目の放射線治療は中止となりました。

「本当はNKT細胞標的治療のおかげなんですよね」と、Mさんより喜びの連絡をいただきました。

### [症例5] 舌がん・ステージⅡ

Kさん（47歳・女性）は、喉が詰まったような違和感をもつようになり、鏡で口の中を覗いてみると舌の奥が盛り上がっているのに驚いて近所の耳鼻咽喉科を受診しました。すると、舌がんと診断され、県内の赤十字病院を紹介されました。そこで粘表皮がんという珍しいタイプの舌がんであることが判明しました。

粘表皮がんは主に唾液腺にできるがんですが、Kさんの場合は舌根（舌の付け根）にできているため、手術となると舌を全部摘出するようになります。それはあまりにもつらいので、なんとか少しでも舌を残したいという思いから、まず重粒子線治療でがんを小さくしてから手術をすることを希望しました。

そこで、設備の整った県外のがん専門施設を紹介されましたが、医師からは重粒子線治療は賭けのようなことだから止めたほうがよいと言われたばかりか、分子標的薬は効かないから手術で全摘するのが確実な方法だと説明されたのです。
分子標的薬とは、病気の原因となっているタンパク質などの特定の分子にだけ作用するように設計された薬のことをいいます。従来の抗がん剤はがん細胞だけでなく正常細胞にも攻撃的に作用してしまうのに対して、分子標的薬はがんだけを選んで攻撃するという特徴があります。この薬も使えないため、選択肢は手術しかないといいます。しかも、手術には10時間くらい要するということでした。

こうなると自力でほかの治療法を探すしかありません。そこで注目したのが免疫療法でした。自然免疫系の免疫療法を受けてみたり、免疫を上げるといわれる健康食品を飲んでみたり、良いといわれる方法をいろいろ試してみました。けれども、がんは小さくなりませんでした。

そんなときにＮＫＴ細胞標的治療を知って相談してきたのです。ところが、がん専門施設の主治医に免疫療法の話をチラッとしたとき「ほかの治療は受けずに、こちらの治療だけにしてください」と言われたことがあったため、ＮＫＴ細胞標的治療を受けることは話せないということでした。

そんなわけで、手術の前にＮＫＴ細胞標的治療を終えておきたいので、すぐに治療をしてほしいと懇願され、その日のうちにアフェレーシスを行いました。そして、ＮＫＴ細胞標的治療を４回行ったあと、手術を受けることとなりました。

すると、なんと手術の頃にはがんが縮小しており、舌の一部を残すことができたのです。失われた部分は、下肢の皮膚を取って舌を再建しました。

その後は順調に回復し、退院後はリハビリを頑張っている様子をメールで伝えてくださいました。そこで、どれくらい話せるようになったのか、確認をかねてカラオケに行きましょうと誘われました。退院後１カ月術後２カ月でしたが、実はカラオケのようにリズムに合わせて歌うことは、舌を動かす訓練に向いているのです。ですから、楽しくリハビリができますのでＫさんとＫさんのご家族とカラオケに行きました。

実際にお会いしてみると予想以上に元気で、滑舌はまだ悪いものの会話ができる状態でしたので安心しました。そして私も歌いましたが、Ｋさんも元気いっぱいに歌いきりました。

### ［症例6］乳がん・肝臓と腋窩リンパ節および皮膚転移・ステージⅣ

左の胸にしこりを感じたＡさん（35歳・女性）は、近所の婦人科を受診しました。そこで乳がんの疑いがあるといわれて大学病院を紹介され、精密検査を行って乳がんと診断されました。その時点でステージⅢでしたので当然、担当医は手術を勧めました。しかし、結婚前だったことから手術も抗がん剤治療も拒んだAさんは、事もあろうに気功で治そうとしたのです。

その結果、1年後にはがんが小さくなるどころか進行してしまい、ステージⅣになっていたばかりか肝臓に転移していたほか、造影CTでは左の乳腺の外側から下の内側まで全体的に結節が癒合して硬くなっており、外見からも腋窩リンパ節が腫れているのが分かりました。

それでも手術や抗がん剤治療を拒んだため、大学病院ではホルモン療法を行いました。しかし、思うような効果が得られなかったことで、Aさんは別の治療法を自ら探し、見つけたのがNKT細胞標的治療でした。

こうして、大学病院の紹介状を持って来られたのです。そんな状態でもAさんは外見的には明るく、なんと数日後に沖縄を旅行する予定なので、帰ってきたら治療を受けられるように、すぐに採血してほしいというではありませんか。これには私も驚きましたが、これだけ前向きならきっと良い結果につながると感じ、アフェレーシスを行いました。

そして、沖縄から帰ってきて、早速ＮＫＴ細胞標的治療を行ったところ、１回目の投与から効果が現れ始めたのです。実は、皮膚転移もあって胸にカサブタができていたのですが、その一部が取れて治りかけていました。２回目にはリンパ節の腫れが引き、３回目には硬かった乳房が柔らかくなっていました。４回目が終わった段階では、初診からだいぶ良い状態になっており、私自身も治療に手応えを感じていたほどです。

その後、大学病院でペットなどの検査を行い、肝臓やリンパ節の病巣が小さくなっていたことが認められました。腫瘍マーカーの数値も、ＣＥＡは６・７から２・５に、ＣＡ15-３は56・６から27・５に、ＮＣＣ-ＳＴ-４３９は27・１から16・１にまで下がっていました。これなら手術をすれば治る可能性が高いと判断し、私はＡさんに手術を勧めてみました。けれども、答えは「ＮＯ」でした。

仕方なく様子を見ることにして、大学病院では薬を替えてホルモン療法を続けていました。これによって白血球の数値も１８８０にまで下がってきました。

半年経った頃には、皮膚転移で乳頭にできていた腫瘍も15㎜から９㎜に、乳腺の外側も12㎜から７㎜にまで腫瘍が縮小していました。そこで再び、私は手術の話をしてみましたが、やはり拒まれてしまいました。

それから2カ月ほど経つと、CEAが1・7、CA15-3は17・3、NCC-ST-439は6・4と、標準値の範囲内に収まっていたのです。本当は手術をしたいところでしたが、それが無理であることは分かっていましたので、今度は血管内塞栓療法を提案しました。血管内塞栓療法とは、血管にカテーテルという細い管を挿入して血管を詰まらせる物質を病巣部に注入して塞ぐことで、がんに栄養が届かないようにする方法です。

Aさんも受けることに納得してくれましたので、私の信頼する専門医に紹介状を書いて治療を委ねることにしました。

そして、治療当日には私も同席することとなり、クリニックに伺うと、ご主人がいらしたのです。なんと、前回お会いした直後に入籍したという話でした。このとき初めて私もAさんの強い思いを理解しました。

彼女は、結婚を考えていた男性がいたので、その先に訪れるであろう妊娠・出産・授乳のために手術や抗がん剤治療を拒んでいたのです。ここには「必ず治す」という強い意志がありました。

ところが、半年後に血管内を見ると一度は改善した肝臓に小さな転移があったのです。皮膚転移のほうは良くなっていましたので、引き続き血管内塞栓療法を行いました。ただ、

ＣＥＡは１・５、ＣＡ15‐３は３・０、ＮＣＣ‐ＳＴ‐４３９は５・１と、さらに下がっていることも確認されました。

大学病院でのペット検査では、がんが認められないということでしたが、ＭＲＩなどの画像で見ると左の腋窩リンパ節に13㎜、肝臓にも10㎜のがんが見られました。当初の状態からすると、かなり小さくなっており、白血球数も下がっていますので、２回目のＮＫＴ細胞標的治療を行いながら血管内塞栓療法も続けることとなりました。

ここに至るまでに約２年を要しましたが、ステージⅣで多臓器に転移も見られる状態から、手術をせずにここまで改善したのはすばらしいことです。私だけではなく大学病院や血管内塞栓療法を行っている医師や看護師たちも、こうなると切らずに完治させたいという思いを強くして治療に当たっています。

ただ、心配なのは妊娠した場合に女性はホルモンが変わりますので、乳がんが悪化する恐れがあり、大学病院でも警戒しているということでした。

それにしても、気功でがんを治そうというのは無茶というものです。その気功の先生は、本当にがんを治せると信じていたのでしょうか。そうだとすると、命というものを軽く見ているとしか言いようがありません。現に、Ａさんの乳がんがステージⅢからⅣになった時点で、連絡が取れなくなったといいます。

**【症例7】結腸がん・腹膜播種・皮膚転移・ステージⅣ**

中国人のＳさん（60歳・男性）は、結腸がんの手術を受けたあと、つらい抗がん剤に耐えるなど、できる限りの治療は受けてきましたが進行は止まらず、とうとう「もう行える治療はない」と担当医に告げられてしまいました。

途方に暮れたＳさんでしたが、インターネットで検索して日本にはＮＫＴ細胞標的治療というものがあることを知り、来日しました。コロナ禍ではありましたが、人道的な見地から外務省から許可が下り、医療ビザで通訳は医療ツーリズムの会社が行うということで、奥さまに付き添われて来日できました。

来院した当初は、結腸がんで腹膜播種があるほか、皮膚転移もしておりストーマ（人工肛門）の周辺は特にひどい荒れで、食事も自力では摂れないために中心静脈栄養（ＩＶＨ）を受けているなど末期の状態にありました。中心静脈栄養（ＩＶＨ）とは、心臓の近くにある太い静脈から点滴で水分や電解質、栄養を供給する方法をいいます。

このような状態ですからＩＶＨなどで全身を管理する必要があり、治療設備の整った医療提携している近隣の総合病院にお願いすることができました。そこで点滴などの処置を受けながら、ＮＫＴ細胞標的治療を行うという体制が整いました。

　そして、アフェレーシスを行ったあと、１回目のＮＫＴ細胞標的治療の日を迎えたのですが、Ｓさんの状態があまりにも悪かったため、最悪の場合は４回目までもたないかもしれないと思われ、２回分（２アンプル）を投与しました。こうして２回目、３回目となんとか投与することができました。

　Ｓさんは医療ビザで来日している状況のため、通常なら行う治療後の検査もできませんでした。ですからＮＫＴ細胞標的治療の効果を評価するのは難しいのですが、外見から分かる皮膚転移の状態は非常に改善しており、ストーマの周辺もきれいになっていました。なにより本人が来日した頃と比べて元気を取り戻し、私と写真を撮って子どものようにはしゃぐなど明るくなっていたのです。この様子を見ていた奥さまの表情も柔らかく、安心しているように見えました。

　こうして、３カ月ほど日本に滞在して治療を受け、中国に帰国されました。しかし、良くなったとしても、末期の状態でしたのでＮＫＴ細胞標的治療が１クールだけで済むとは考えづらく、再度来日するようになると本人は話していましたし、私も同じ意見でした。

一応、中国の病院で検査などを受け、画像などの様子も知らせてもらう予定ですので、それを見て今後のことを相談していきます。

## ＮＫＴ細胞標的治療の可能性

私はがんの種類やステージにかかわらず、患者さんが希望すればＮＫＴ細胞標的治療を行い、ある程度の成果を上げています。それは、ＮＫＴ細胞自体がほかの免疫細胞とは異なる働きをしているからです。

活性化したＮＫＴ細胞は、がんに対して直接攻撃する機能がありますが、アジュバント作用や免疫記憶などによって免疫システム全体を活性化し、その状態を長期に維持する能力を獲得しています。

この多彩な働きを活用すれば用いる幅が広がって、次のような可能性が見えてきます。

### ・３大療法との併用で副作用を軽減する

まず、ＮＫＴ細胞標的治療がスタートした当初は、免疫が暴走して肺線維症という重篤な副作用が生じるのではないかと危惧する声が聞かれました。肺線維症とは、肺胞の壁（間質）に炎症が起こる間質性肺炎になり、これによって間質が硬く線維化することをいいます。この状態になると肺の機能が障害されて呼吸困難に陥ります。

ところが、ＮＫＴ細胞標的治療には副作用がほとんどないばかりか、免疫のアクセルとブレーキの両方の機能をもつＮＫＴ細胞の働きによってバランスを整えることが研究によって明らかとなりました。これにより、むしろ間質性肺炎などを起こしやすい抗がん剤治療による副作用を軽減させるように働くことが分かりました。

患者さんのなかには抗がん剤の副作用がひどく、そのために体力を消耗して治療を途中で断念せざるを得なくなることもあります。こういうケースでも、ＮＫＴ細胞標的治療を併用することで副作用を和らげ、最後まで抗がん剤治療を受けられるようになります。

なにより3大療法（外科療法、放射線療法、化学療法）は体への侵襲が大きいため、がん治療に欠かせない免疫力を低下させてしまいます。ですから免疫力を高める働きのあるＮＫＴ細胞標的治療は、３大療法をアシストして治療効果を上げるという相乗効果をもたらす可能性が高いのです。

実際に、頭頸部粘膜悪性黒色腫の患者18人を対象に行った理研の臨床試験でも、ＮＫＴ

細胞標的治療を併用したところ、高い効果を示したことが実証されています。頭頸部粘膜悪性黒色腫は、頭頸部にできる予後の悪いがんとして知られています。場所的に危険を伴うため、手術でもがん病巣を大きく切除することができません。つまり、取り残しがあり、術後は放射線と抗がん剤治療を併用するのがセオリーです。しかし、次々と転移を起こし、生存率は低下していくのが現状です。

　こうした厳しい状況にある18人の患者さんに対して、抗がん剤の代わりにＮＫＴ細胞標的治療を併用したところ、治療から2年が経過した時点で約88％の生存率を保ちました。そして、同じ治療を行って転移していない患者さんの割合も、同じように約88％を保ちました。つまり、ＮＫＴ細胞標的治療を行うと、転移が抑えられて延命につながることが認められたのです。

　がん治療を行っている医師のなかには、患者さんがほかの治療法と併用することを好まない人が少なくありません。それは、放射線や抗がん剤などの治療の成果を正確に判断することができなくなるからです。良い結果が出ても、どちらが効いたのかが分かりませんし、重篤な副作用が現れてもどちらに原因があったのかが分からないため、医師は責任を負えないというわけです。これとは逆に、ＮＫＴ細胞標的治療に関心を示し、どのような治療法なのかを問い合わせてくださる熱心な医師もいます。

しかし、患者さんにしてみれば命がかかっていますので、良くなる可能性のあるものはなんでも試したいと思うのは当然のことです。そのため、主治医には内緒でほかの治療を受ける患者さんが意外と多いのです。

ＮＫＴ細胞標的治療は理研によって安全性は確認されていますので、安心して併用していただきたいと思います。

**・感染症を予防する**

３大療法は少なからず免疫力を低下させるため、感染症を起こしやすくなります。これにより、ますます体力を消耗して免疫力もさらに低下するという悪循環に陥り、抗がん剤治療に耐えてがんは縮小したとしても回復できずに命を落とすことさえあるのです。

これに対して免疫力の低下を防ぐＮＫＴ細胞標的治療は、患者さんの体力を温存して感染症も予防することができます。

現在は、新型コロナウイルスが蔓延しているなか、ワクチン接種が急がれていますが、その効果がどれくらい持続するものなのかは分かっていません。インフルエンザのように毎年ワクチン接種が必要になるかもしれないといわれています。

そこで、ＮＫＴ細胞標的治療をワクチン代わりに接種してはどうかという案も検討されているのです。

よくよく考えてみれば、免疫はがんだけではなく細菌やウイルスなどの病原体を排除するのが役割です。ですから新型コロナウイルスにもＮＫＴ細胞標的治療は効果的に働く可能性があります。

将来的に感染力の強い致死率の高い感染症が流行ったとき、ワクチンか治療薬しか方法はありません。しかし、それが未知のウイルスだった場合、人類はどうすることもできません。敵の正体をつかむまで、また多くの犠牲を払うことになります。

そんななか、ＮＫＴ細胞標的治療が救世主になるかもしれません。効果の持続期間が１年だったとしても、その間に有効なワクチンを開発することもできます。

ただ、ＮＫＴ細胞標的治療はオーダーメイドの治療です。一人ひとりにアフェレーシスを行って単球を取り出し、加工するのは大変なことです。そこをどのようにクリアするかが課題となっています。そこで、安価でアフェレーシスを必要としない簡易型の採血によってのみ行うＮＫＴ細胞標的治療も認可を得ました。ただし、これはがん治療としては十分ではありません。あくまでも感染症対策などの免疫力を上げる目的のためのものです。

## ＮＫＴ細胞標的治療Ｑ＆Ａ

Ｑ　ＮＫＴ細胞標的治療にはどのような副作用があるのでしょうか？

Ａ　ほとんどの患者さんに副作用は出ていませんが、なかには発熱や倦怠感が現れることもあります。これらの症状については解熱剤で改善し、これまで２回目以降に患者さんが副作用を訴えることはありませんでした。

Ｑ　抗がん剤と併用しても大丈夫でしょうか？

Ａ　むしろ抗がん剤の苦しい副作用を緩和することが臨床試験で証明されていますので、標準治療を受ける前に免疫力を高めておくうえでも、ＮＫＴ細胞標的治療は効果的と考えています。

Ｑ　ＮＫＴ細胞標的治療を受けることを主治医に相談したほうがよいでしょうか？

Ａ　これは患者さんにお任せしています。主治医によって考え方は異なり、ＮＫＴ細胞標的治療だけではなく、免疫療法を否定なさる先生もいます。ですから、すべての人を説得して理解いただいたうえで治療を受けるのは難しいことです。

ただ、否定されたからといってＮＫＴ細胞標的治療を受けず、主治医にしたがって標準治療を受けて効果がなかった場合、一番被害を受けるのは患者さん自身です。「あのときＮＫＴ細胞標的治療を受けておけば良かった」と後悔するかもしれません。

ですから患者さん自身で、どうしたいのかをきちんと考えて後悔しないように結論を出すことが大切です。そのうえで主治医に反対されてもＮＫＴ細胞標的治療を受ける決心をしたときは、必要な検査を別の医療機関で受けるなどして治療を進めることになります。

**Ｑ　ＮＫＴ細胞標的治療は保険が使えますか？**

Ａ　残念ながら現状は健康保険が使えず、自由診療（全額自費負担）になっています。

ただ、ＮＫＴ細胞標的治療が広く知られ、この効果が標準治療より高い、あるいは同等と認められれば将来的には保険診療になる可能性があります。

Q　大学病院で手術を受けたあと、引き続き抗がん剤治療も行っています。これでNKT細胞標的治療も受けたら混合診療になりますか？

A　その大学病院でＮＫＴ細胞標的治療も受ける場合は、混合診療になります。しかし、自費診療となるＮＫＴ細胞標的治療を、別の医療機関で受ける場合は混合診療になりません。

混合診療とは、同じ医療機関で一つの病気やケガの治療において保険診療と自由診療の両方を受けることをいいます。この場合、健康保険が使える検査・診療・注射・入院などについても全額自己負担になってしまいます。

しかし、別の医療機関で自由診療を受ければ混合診療になりません。

Q　早期がんだから手術で治ると主治医に言われました。手術は受けたくないですが、こういう場合でもNKT細胞標的治療を受けられますか？

A　もちろん受けられます。早期の段階でＮＫＴ細胞標的治療を行えば、進行がんに比べて効果も大いに期待できます。実際に、早期がんでＮＫＴ細胞標的治療を行い、手術を回避したケースもあります。ただし、早期がんの場合、手術とＮＫＴ細胞標的治療の併用が最善の方法であることは間違いありません。

私は、がんの疑いがある段階でＮＫＴ細胞標的治療を行えば、免疫力が高まって治せると考えています。ですから、がん予防として利用するのが最良かと思っていますし、私自身にがんの疑いが出ればそうします。

# 第5章

# 免疫力を上げてがんを予防するために
# 体内環境を整える

## 免疫力が高まれば自然治癒力が起動する

人間には本来、健康を維持しようとする自然治癒力が備わっており、それは「保つ（恒常性維持機能）」「治す（自己再生機能）」「守る（自己防衛機能）」という3つの機能からなっています。

これらの機能が体のどの部分で、どのように働いているのかを見ていくと「自律神経系」「ホルモン系」「免疫系」の3つのシステム（系）から成り立っていることが分かります。そして、これらは単独でホメオスタシス（恒常性）を保ちながら、なおかつお互いに連携し合って体全体として健康バランスを整えるために働いています。

ストレスを感じると自律神経のバランスが乱れて免疫力も低下するように、自律神経系と免疫系は密接な関係があります。さらに、このとき体は臨戦態勢を取っており、体内からは自律神経の働きによってアドレナリンやノルアドレナリンなどのホルモンが分泌されています。つまり、自律神経を介してホルモン系とも深くつながり、常に連動して働いているということです。

さて、ホルモンという言葉は誰もが知っていますが、実際にどのような働きをしているのかは意外と知られていません。ホルモンが自然治癒力とどのような関わりがあるのかを見ていきます。

体内ではいろいろな物質が分泌されていますが、大きく分けると「外分泌」と「内分泌」の2種類になります。外分泌は、唾液なら唾液腺、汗なら汗腺、消化液なら消化管というように臓器や組織から導管というパイプを通して分泌されています。このようなパイプから分泌されるものが外分泌です。これに対して内臓や組織を通らずに直接、血液やリンパ液の中に分泌されるのが内分泌で、この分泌される物質がホルモンです。

体のホメオスタシスを保つうえで重要な役割を果たしている自律神経ですが、ホルモンも体を一定の状態に保つ働きをしています。両者は常に連動して働いているため、一方の機能が低下すると、もう一方も影響を受けて機能低下に陥ります。

ホルモンは、ある特定の器官で合成・分泌される化学物質で、血液やリンパ液を通して体内を循環していますが、すべての器官に作用するわけではありません。それぞれのホルモンは、目的の器官にだけ取り込まれてその働きを促したり、逆に抑えたりして調節しています。つまり、ホルモンは情報を伝えるメッセンジャーのようなもので、その情報は暗号のようになっています。そのため、暗号を解読する機能をもっている器官にしか作用せず、ほかの器官は素通りする仕組みです。

自律神経が瞬時に情報を伝えて各器官を調節するのに対して、ホルモンは作用するまでに時間がかかります。しかし、少量で絶大な効果を発揮し、また長時間持続するのが特徴です。例えば、眠っている間に分泌される成長ホルモンは、骨や筋肉を作ったり、全身の代謝を助けたりしています。そのため、不足すると疲れやすく、やる気が出ない、気分が落ち込むなど、うつ病に似た症状が現れます。また、食事の量は変わっていないのに体重が増えて体脂肪や中性脂肪が増加する、いわゆるメタボリック・シンドロームの状態になったり、筋肉の減少や骨が弱くなったりするなど、体にも影響が出てくることもあります。

逆に、成長ホルモンがきちんと分泌され続けていれば、このような症状を防ぐことができ、いつまでも健康で若々しくいられます。

ホルモンを分泌している場所には、脳下垂体、甲状腺、副腎、膵臓、精巣、卵巣などがあり、それぞれが異なったホルモンを分泌しています。

自律神経のバランスが取れて交感神経と副交感神経の切り替えがうまくでき、免疫系が機能して体の防御システムが強化されると、多種多彩なホルモンが絶妙なバランスとタイミングで作られるようになります。

こうして、自律神経系・免疫系・ホルモン系が整ったとき、自然治癒力も高まって自分自身のもつ生命力によって、がんをはじめとするさまざまな病気を改善することができるようになります。

## 健康は寝ている間につくられる

私たちの体は、一日のなかでも変化しています。朝は体温や脈拍、血圧、血糖値などが低く、目覚めて活動するうちに徐々に高まっていきます。そして、夜に眠ることで脳や内臓、自律神経系、ホルモン系、免疫系など、その日に生じた体内のあらゆるダメージを修復して翌日の活動に備えて心身を休め、体の機能を調整するというメンテナンスを行っています。

そのため、睡眠の質が悪かったり寝不足が続いていたりすると心身の整備が十分に行えなくなり、不調や老化の原因になります。

睡眠には周期があり、一晩にレム睡眠とノンレム睡眠を繰り返しています。

レム睡眠のときには、脳への血流量が増え、大脳皮質が活性化して酸素の消費量も多くなりますが、筋肉の活動は低下します。つまり、筋肉が緩んで体は休んでいますが、脳は起きていて活動している状態になります。夢を見るのは、このレム睡眠のときといわれています。

ノンレム睡眠のときには、脳への血流量や酸素の消費量は少なくなり、逆に筋肉の活動が高まります。つまり、今度は脳が休んで疲労回復を図り、体はメンテナンスのために活動しているということです。

具体的に皆さんが寝ている間には、主に次のようなメンテナンスが行われています。

**・疲労回復**

日中、活発に活動していると脳も体もエネルギーを消耗して疲労が溜まります。眠ることで筋肉の緊張を緩めて疲労物質を取り去るだけではなく、脳にも休息を与えています。

睡眠中、人間の体温は低下し、脳への血流も日中に比べると減少することで頭が冷やされ、脳の疲労回復を図っています。

そのため、睡眠不足は脳の疲れが十分に取れませんから日中にイライラしたり、集中力が欠如したりして、仕事や勉強などでミスをしやすくなります。また、体にもだるさを感じてパフォーマンスが低下します。

### ・細胞の再生と修復

眠っている間には、体を調節するさまざまなホルモンなどが分泌されています。なかでも成長ホルモンが分泌されることで、ダメージを受けた筋肉や骨、内臓、皮膚などの細胞が再生・修復され、新陳代謝が活発になります。成長ホルモンというと、その名称から「子どもの成長に必要なホルモン」と思われがちですが、大人にとっても新陳代謝に関わっていますのでアンチエイジングには欠かせない大事なホルモンなのです。

この成長ホルモンが多く分泌されるのは、眠りについた直後からの3時間で、特に最初の90分間に迎える最も深い睡眠状態のときに分泌量は多くなります。つまり、より多くの成長ホルモンを分泌させるためには、眠りについてから最初の約3時間に、どれだけぐっすりと深く眠れるかが勝負ということです。

以前は、成長ホルモンは夜10時～深夜2時の時間帯に多く分泌されると考えられており、これをゴールデンタイムと呼んでいました。しかし現在は、時間帯に依存するものではなく、睡眠の状態（眠りの深さ）に依存することが分かってきました。

ですから、深い睡眠を得られないと成長ホルモンが不足し、体内に老廃物が溜まって血管が詰まったり、肌のターンオーバーも長くなって肌荒れをしたりするなど、さまざまなトラブルが生じてきます。

**・免疫力の増強**

睡眠中は心身を興奮させる働きをする交感神経の緊張が解かれ、副交感神経の働きが活発になってリラックス状態になります。この状態になると細菌やウイルス、がん細胞と戦う免疫細胞、特にＴ細胞の活動が活発になって免疫力が高まります。そのため、睡眠時間が短いほど風邪をひきやすくなりますので、良い睡眠を取ることが大切です。

また、睡眠の前半にかけては、メラトニンというホルモンも多く分泌されます。このメラトニンは細胞の老化を防ぐ抗酸化作用や自然免疫のＮＫ細胞を活性化したり、胸腺に作用してＴ細胞を作らせたりする働きなどがありますので、十分な睡眠を取れていると免疫システムが強化されます。

・**ストレスの緩和**

眠っている間に脳内で作られる睡眠に関わる物質は、体内に存在するストレスホルモンを分解する働きがあります。睡眠は神経細胞の機能を回復させると同時に、ストレスや老化の原因になる活性酸素などの有害物質を除去してくれます。

・**記憶の整理と定着および脳内のゴミの排出**

睡眠中の脳は、完全に休息状態になるのではなく、その日に吸収した膨大な量の情報を整理しています。必要なものと不要なものに分類し、必要なものについてはその情報を記憶として脳に定着させています。つまり、寝ないと記憶されないため、勉強でも仕事でも徹夜はかえって能力の低下を招くこととなります。こうした脳の情報整理はレム睡眠のときに行われているとされています。

また、睡眠中には脳内の老廃物を脳脊髄液に排出しているため、睡眠不足になるとアミロイドβという脳にとってはゴミのようなタンパクが蓄積し、アルツハイマー病の原因になります。

このように、睡眠中には日中に活動をしているときに受けたさまざまなストレスを癒し、バランスを取り戻しています。ですから夜に眠らずにいると、心身のメンテナンスをする機会を逸してしまいます。これによって生命維持に必要な機能も低下してしまうのです。したがって、病気を抱えている人は、特に質の良い睡眠を心掛けることが重要で、眠ることも治療の一環といえます。

## 早く起きれば良い睡眠を得られる

私たちは、朝目覚めると体の機能を活動モードにする交感神経が活発に働き、夜になると蓄積した心身の疲れを癒すために休息モードの副交感神経が働いて眠りが促されます。このリズムは体内に備わっている体内時計によるもので、地球の自転に合わせて1日が約24時間の周期になっています。

実は、約24時間といったのは数分のズレがあるからです。たかが数分と思うかもしれませんが、毎日少しずつ時間がズレていけば誤差はだんだん広がっていきますから、体内時計を狂わせる元となります。

では、そのズレを私たちの体はどうやって調整しているのかというと、毎朝太陽の光を浴びることで体内時計を24時間にリセットしているのです。

目から入った光の情報は、脳の松果体という場所に送られます。松果体では、体内時計を直接調整しているメラトニンというホルモンを分泌しています。前項でも触れたメラトニンは睡眠ホルモンといわれており、朝に太陽の光を浴びると作られるセロトニンが変化したものです。

つまり、日中にセロトニンが作られると睡眠のタイマーがセットされ、12～14時間後にはメラトニンに変化して分泌され、眠りに誘導されるという仕組みです。そのため、セロトニンが不足すると睡眠にも支障をきたすばかりか、精神を安静にさせる働きが鈍くなり、自律神経のバランスも崩れてしまいます。

ですから昼まで寝ていたり、夜遅くまでテレビやパソコン、スマートフォンの画面を見続けて強い光を目に入れていたりすると、本来は優位になるはずの副交感神経のスイッチも入らなくなります。これが、体内時計を狂わせて不調の原因になるのです。

睡眠ホルモンのメラトニンは、幼児期から大量に分泌されて成長期をピークに、その後は加齢とともに減少していきます。子どもがよく眠るのも、年を取ると睡眠時間が短くなるのも、メラトニンの分泌量が関係しているというわけです。

したがって、良い睡眠を得るには、まずセロトニンを増やす必要があります。これには原料になっているトリプトファンという必須アミノ酸を摂ることが有効です。必須アミノ酸とは、体内で作ることができないので食物から摂取する必要のあるタンパク質のことをいいます。肉や魚、大豆などに多く含まれていますので、タンパク質を十分に摂っていないとセロトニンが作られる量も少なくなり、眠気が起こりにくくなります。ですから高齢になるほどタンパク質をしっかり摂ったほうがよいのです。

## リンパ球はリラックスすると元気になる

昼に交感神経が働き、夜に副交感神経が働いていますが、日中に副交感神経が休んでいるわけでも、夜に交感神経が休んでいるわけでもありません。どちらも働いてバランスを取っているのですが、優位になるのが日中は主に交感神経、夜は主に副交感神経ということです。

実は、日中と夜では免疫細胞の顔ぶれも、ちょっと変わってくるのです。日中は活動量が多くなる分、夜間に比べてケガなどによる外傷を負うリスクが高いため、殺菌作用の強い好中球、好酸球、好塩基球といった顆粒球が増加しています。これは、ケガによって傷口から侵入してくる細菌は比較的サイズの大きいものが多いこともあり、貪食作用のある顆粒球を増やしたほうが有利だからです。

　また、日中に口から食物と一緒に侵入したウイルスや異物は、血液に入り込んでしまうほど微小なものが多いため、顆粒球では排除できません。そこで夜間は、体内に侵入したサイズの小さなウイルスなどを排除する働きのあるリンパ球を増やして優位に立つことで、効率良く排除できるというわけです。

　顆粒球は細菌や異物を貪食し、自ら発生させた殺菌作用の強い活性酸素で除去する働きをしています。しかし、活性酸素は諸刃の剣で、適量であれば体を外敵から守ってくれますが、増え過ぎると攻撃が周辺にも及んで組織を破壊し、炎症反応を引き起こすようになります。いうなれば、ちょっとしたボヤに消防車が何台も駆けつけて消火しているようなものです。しかも、過剰な顆粒球はリンパ球の働きを抑制するともいわれています。

　また、免疫系はストレスに弱く、交感神経が優位な状態が続いているとアドレナリンやノルアドレナリンなどが分泌されて体は臨戦態勢に入るため、がんを発症しやすく、また治りにくくなります。

したがって、がんにならない、あるいはなっていても進行させないためには顆粒球が過剰に増えたり、活性化し過ぎたりするのを防ぐ必要があります。それには、自律神経のバランスを整えて夜にはきちんと副交感神経が優位になり、リラックスした状態を作ることが大切です。

副交感神経が優位になると、副交感神経の末端からはアセチルコリンという物質がたくさん分泌されるようになります。アセチルコリンは、交感神経が優位のときとは逆の働きをするからです。つまり、心臓の拍動をゆっくりにして筋肉の緊張を解き、血管を拡張します。また、消化液や唾液の分泌を促して消化器の働きを活発にしますので、お腹の調子も良くなります。さらに、個々の細胞や内臓から分泌されるホルモンや代謝物の産生も良くなり、便秘も解消します。

なにより有益なのは、副交感神経が優位になることでリンパ球の働きが活発になることです。リンパ球には、副交感神経によって分泌されるアセチルコリンをキャッチする受容体があり、このアセチルコリンによる刺激でリンパ球が活性化するからです。逆に、顆粒球にはアドレナリンの受容体があります。

特に、がん細胞に対して殺傷力の強いＮＫ細胞やＮＫＴ細胞は、副交感神経が優位になることで活発に働くようになります。

このようなことから、私たちがゆったりとくつろいでいる、まさにそのときがリンパ球の活動が活発になっており、体内では発生したがん細胞を発見し、攻撃している真っ最中ともいえます。

## 笑っていれば免疫力はパワーアップする

「笑う門には福来る」というように、笑っているときは嫌なことを忘れて楽しくなり、また幸せな気持ちになるものです。実際に、笑うと脳内からはエンドルフィンという鎮静作用や幸福感をもたらすホルモンが分泌され、ストレスが緩和されて幸せな気分になることが分かっています。

そうなれば当然、免疫力も高まっているわけで、これは多数の研究によって明らかにされています。なかでもいち早く証明したのは、「生きがい療法」で知られる柴田病院の伊丹仁朗医師が行った実験ではないかと思われます。

伊丹先生は、20～62歳のがん患者を含む男女19人に約3時間にわたって漫才や喜劇を鑑賞してもらい、その前後で採血を行って血液中のＮＫ細胞の活性度や免疫システムのバランスを調べました。その結果、もともとの活性度が低かった人は上昇し、高過ぎた人に関しては低下していました。つまり、笑ったあとには総じてＮＫ細胞の活性度が正常に近づくような調整作用が起こっていたということです。

このように「笑う」という行為は、皆さんが思っている以上に心身に良い影響を与えていますので、ほかにもどのような効果があるのかを参考までに紹介します。

**・脳の働きが活性化する**

笑うことによって記憶を司る器官である海馬の容量が増え、記憶力がアップします。また、笑いは脳波のなかでも$\alpha$波を増加させるので、脳がリラックスして脳への血流を増加させることで脳機能が向上します。

**・自律神経のバランスを整える**

笑うことは副交感神経を優位にしますので、交感神経が優位になりやすい日常生活において自律神経のバランスを整えることにつながります。

**・ストレスを軽減する**

自律神経のバランスが整ったり、脳内からエンドルフィンが分泌されたりすることで安定した精神状態を保つことができ、ストレスも軽減されます。

**・血行を促進する**

思いきり笑ったときの呼吸は、深呼吸や腹式呼吸と同じような状態になります。そのため、体内に酸素がたくさん取り込まれ、血液循環が良くなり新陳代謝も活発になります。

**・筋力がアップする**

笑っているときは心拍数や血圧が上がり、呼吸が活発になって酸素の消費量も増えます。また、大笑いするとお腹や頬の筋肉が痛くなるように、腹筋や表情筋などをよく動かしますので、多少は筋力を鍛えることにもつながります。特に表情筋を使うことで、顔のたるみが改善して引き締まるなどアンチエイジングにも効果的です。

笑うことで得られる効果は、顔の筋肉が動くだけでも副交感神経が活発になるため、おかしくなくても笑顔をつくってみましょう。すると、脳はつくり笑いであっても快い感情ととらえ、その刺激を全身に伝達してくれます。これによって体内のさまざまな調節機能が働き、ホメオスタシスを維持しやすくなります。

## 発酵食品を摂って腸内細菌を味方につける

腸には約6割の免疫細胞が常駐していますが、腸管免疫が働きやすい環境かどうかは、そこに棲みついている腸内細菌の種類によって変わってきます。

小腸の終わりから大腸にかけて、約1000種類、100兆個以上の腸内細菌が叢《くさむら》のように棲みついているといわれています。これらは、ある程度のグループを形成して存在し、その様子がお花畑（フローラ）のように見えることから「腸内細菌叢」とか「腸内フローラ」などと呼ばれています。

これらの腸内細菌と私たちは、クマノミとイソギンチャクのような共生関係にあります。私たちが腸内細菌に住処とエサを与える代わりに、腸内細菌は消化されずに残った栄養素を分解したり、腸の蠕動運動を促したり、ビタミン（B群、Kなど）やホルモンの合成に一役買うなど、実に多彩な働きをしてくれています。

さらに頼もしいことに、善玉菌は腸管免疫の働きを活性化し、病気の予防や改善に役立つことも分かってきました。善玉菌が有害菌を直接分解してくれるだけでなく、腸管を刺激して常駐しているリンパ球を活性化し、その働きを強化する重要な働きをしてくれています。

ただ、これには腸内細菌のバランスが重要で、場合によっては体に悪影響を及ぼすこともあるのです。

腸内フローラを構成する腸内細菌を大きく分けると、善玉菌と悪玉菌、そのどちらでもない日和見菌の3種類になります。善玉菌は前述したように私たちの健康維持に役立つ働きをしている菌で、代表的なものには乳酸菌やビフィズス菌などがあります。これとは逆に、悪玉菌は体に悪さをして健康を損なう菌で、ブドウ球菌や大腸菌などがあります。

しかし、悪玉菌のなかには体にとって必要な栄養素を作ったり、悪玉菌より悪い病原体が侵入してきたときには攻撃したりするものもあり、一概に悪者扱いはできません。つまり、ある程度は必要な存在ですが、増え過ぎると悪さをするようになるということです。

そして日和見菌はその名のとおり、善玉菌が優勢のときには善玉菌に味方し、悪玉菌が優勢になると悪玉菌に加勢してお腹の調子を悪くさせます。

これら3種類の腸内細菌は、善玉菌が2割、悪玉菌が1割、日和見菌が7割のバランスで存在していると、腸内環境も整って常駐する免疫細胞たちも働きやすい環境となり、健康が保たれるとされています。

ですから腸内環境を整えるうえでも食事の内容が大事で、例えば肉類はタンパク源として必要ですが、摂り過ぎると悪玉菌の栄養源になって繁殖させてしまいます。よく肉をたくさん食べた翌日の便やオナラは臭いといいますが、これは腸内細菌がアミノ酸（タンパク質の最小単位）を分解したときに発生するガスが原因で、ニオイの元はインドールやスカトールという物質です。また、便秘をしていると、便が腸にとどまってしまい悪玉菌を増やすことにもなります。

悪玉菌が増えると、発がん物質や有害物質が作り出され、それが腸壁の細胞にダメージを与えてバリア機能を低下させます。すると、本来は排泄されるべき有害物質の毒素や生きた腸内細菌までもが、腸壁から血管に吸収されて全身を巡ります。その毒素を排除しようとして集まってきた免疫細胞の攻撃にさらされた結果、全身の至る所に軽い炎症が起こり不調の原因になります。

したがって、免疫の力が変化すれば腸内細菌叢も変化し、腸内細菌叢が変化すれば免疫の活性化が行われなくなります。

そこで、腸内環境を整えて免疫力を高めるには、発酵食品をはじめ、善玉菌のエサになる食物繊維やオリゴ糖を摂ることが大切です。

### ・発酵食品

発酵食品とは、微生物の働きによって生み出された食品をいいます。発酵することで旨味が増したり風味が良くなったり、腐りにくくもなりますし、健康に良いなどさまざまな有益な点をもっているのが特徴です。同じ微生物の働きでも、人間に有益なものは「発酵」、有害なものは「腐敗」と呼ばれます。

一口に発酵食品といっても有益菌の種類はさまざまで、チーズやヨーグルトといった乳製品は乳酸菌やビフィズス菌など、納豆は納豆菌、ぬか漬けやすぐき漬け、キムチ、ピクルスなどの漬け物類は酵母菌、乳酸菌、麹菌というように異なります。これらの有益菌の働きで作り出された発酵食品は、腸内の善玉菌の働きを助けています。

このほか、味噌や醤油、酢などの調味料も発酵食品ですから料理にうまく活用すれば、いろいろな種類の菌を取り入れて腸内環境を整えやすくなります。

**・食物繊維**

便秘を予防するうえでも善玉菌のエサになる食物繊維を摂ることが大切です。食物繊維には、水に溶けない不溶性食物繊維と、水に溶ける水溶性食物繊維の2種類があります。不溶性食物繊維は、ゴボウなどに見られるスジのような食物繊維で、水分を吸収して膨らみ、腸壁についていた老廃物や発がん物質を絡め取りながら腸を刺激して蠕動運動を促進し、スムーズな排泄を促します。これには、ゴボウのほかにキノコ類、豆類、おから、モロヘイヤなどがあります。

一方、水溶性食物繊維は、ワカメや昆布などに見られるネバネバ状の食物繊維で、コレステロールや発がん物質などが腸から吸収されるのを防いでいます。これには、納豆、きな粉、コンニャク、キノコ類、海藻類などがあります。

**・オリゴ糖**

善玉菌のエサになるのは、食物繊維のほかにもオリゴ糖があります。オリゴ糖は、ブドウ糖や果糖などの単糖類が2～10個結合した糖質で、野菜や果物などに多く含まれています。

これには、ゴボウ、タマネギ、キャベツ、ジャガイモ、トウモロコシ、アスパラガス、バナナ、リンゴ、キウイフルーツ、ハチミツなどがあります。

## 抗酸化作用のある食材を摂って細胞の老化を防ぐ

私たちが呼吸によって取り入れた酸素は、肺から全身に送られ、細胞の中に入ると栄養になる物質を「酸化」させます。例えば、糖質を酸化させて分解し、そのときに発生したエネルギーを私たちは利用して生命活動を営んでいます。ところが、酸素は栄養分だけではなく、体内のあらゆる物質も酸化させてしまいます。

酸化とは、物質が酸素と結びついて起こる化学反応のことをいいます。リンゴを切ったまま放置していると断面が茶色く変色したり、物が燃えたり鉄が錆びたりするのも、酸素が結びついて起こる現象なのです。

呼吸によって絶えず体内に入ってくる酸素は、全身の細胞に送られて新陳代謝やエネルギーを産出したり、各器官の機能をスムーズに進めたりするために使われたあと、二酸化炭素と水に分解されて体外に排出されます。これらの複雑な生体化学反応の過程で、吸い込んだ酸素の一部が酸化力の強い活性酸素に変化します。

活性酸素はもともと体内に侵入した細菌やウイルスなどを殺すために作り出されるもので、いわば防御反応でもあります。細菌やウイルスなどの病原体を撃退するのは、顆粒球などの免疫細胞が大量の酸素を消費して活性酸素を作ることで、病原体を死滅させているからです。

したがって、適量であれば活性酸素も健康維持に役立ちますが、必要以上に増え過ぎると今度は正常な細胞まで酸化させる、つまり錆びつかせて傷つける凶悪な存在となります。細胞膜はタンパク質とリン脂質でできています。リン脂質は、脂肪酸とリン酸が結合した物質で、酸化すると細胞は栄養と老廃物の出し入れをスムーズに行えなくなって老化してしまいます。

また、細胞核が酸化すると、その中に収められている大事な遺伝子を傷つけ、そこに記録されている遺伝情報が正確に伝えられなくなります。そうなると細胞分裂が正常に進まず、コピーミスが起きる、つまり異常な細胞が作られてしまいます。これが、がん細胞となるわけですが、ほかにも難病といわれる原因不明の病気を発生させることもあります。

さらに、血液中の悪玉コレステロールが酸化すれば、動脈硬化を加速させて血管の老化を促進します。

それに加えて活性酸素を発生させる要因は、呼吸だけにとどまりません。加工食品や食品添加物、紫外線、環境汚染、電磁波など、さまざまな環境因子や偏った生活習慣でも増えていきます。

こうした活性酸素の害から身を守るために、もちろん体内には抗酸化酵素という物質が備わっています。この抗酸化酵素は、活性酸素から結びついている酸素を奪い取ることで酸化を防ぐ働きをしています。

しかし、残念ながら抗酸化酵素は加齢とともに減少し、80歳代では分泌量がかなり減っており、人間の平均寿命とも一致している点からも活性酸素をいかに除去するかが長生きの鍵になるかと思われます。40歳を過ぎると、がんや生活習慣病の発症率が高くなることから、この時期を境に体内での処理能力が低下して活性酸素が溢れ、細胞は常に酸化の危機にさらされていると考えられています。そのため、活性酸素は凶悪性をもつ老化物質ともいわれています。

ですから体内の酸化を防ぐことが重要となり、これには不足している抗酸化酵素を補うために、抗酸化物質を含んだ食材を積極的に摂る必要があります。

抗酸化物質は「ファイトケミカル」といわれ、主に色の濃い野菜や果物などの植物に多く含まれています。植物は自分では動けませんから紫外線などの有害物質や虫から身を守るために独特の香りや色、苦味などをもっているものが多くあります。これらがファイトケミカルです。ファイトはギリシャ語で「植物」、ケミカルは英語で「化学」という意味で、植物がもつ生体調整機能の成分を総称して呼ばれています。

ファイトケミカルにはポリフェノールやフラボノイド、カロテノイドなどがあり、その種類は1万種にも上るといわれています。例えば、ポリフェノールには赤ワインやブルーベリーに含まれるアントシアニン、ニンジンやカボチャ、ホウレン草、ブロッコリー、ピーマンなどに含まれるβ-カロテン、トマトのリコピン、みかんやオレンジ、柿、桃などに含まれるクリプトキサンチン、緑茶のカテキンやタンニン、大豆イソフラボン、ゴマに含まれるセサミノールなどがあります。

これまで、ポリフェノールは吸収率が低いので、体内ではあまり効果的に働かないと思われていました。ところが現在は、腸内細菌によってポリフェノールが代謝されて吸収率が変わったり、逆にポリフェノールが腸内細菌の構成を変化させたりすることが研究によって分かってきました。

　例えば、大豆イソフラボンの一種であるダイゼインは、腸内細菌の働きによってエクオールに代謝されます。エクオールは、体内で女性ホルモンと似た作用を及ぼすことで「スーパーイソフラボン」といわれています。緑茶のカテキンは、悪玉菌に作用して増殖を抑え、風邪などの感染症予防に効果を発揮します。

　このように、ポリフェノール類は吸収されずに大腸に作用し、腸内細菌に影響を与えたり、腸管の粘膜細胞に作用して免疫機能を強化したり、がんを予防するなど、機能性を発揮することが分かってきました。

　ですから抗酸化作用のある食材を食事のなかで上手に取り入れて酸化を予防することが、細胞の老化やがん化を防ぐことにつながります。

# 適度な運動は血液・リンパ液の流れを良くする

電気製品もそれほど普及していなかった昔は、洗濯はゴシゴシ手洗いをして、掃除はハタキでホコリを落としてホウキで掃き、雑巾で拭くなど、全身運動といえるほど体を動かしていました。

しかし現在は、洗濯機に掃除機、食器洗浄機が普及して家事がだいぶラクになったうえ、交通手段の発達で移動にも自動車や電車、バスを利用して歩く機会がめっきり少なくなりました。

体を動かさないということは、筋肉を使っていないことを意味しています。そうなると全身の血流が悪くなるのです。なぜなら血液は、筋肉を動かすことで循環させているからです。

特に下半身の血液は重力に逆らって心臓に戻さなければなりませんので、下半身の筋肉を動かすことは血液を押し上げるポンプの役割を果たします。これをミルキングアクション（乳しぼり）といって、筋肉が伸び縮みすることで血液をキュッキュッと乳しぼりの要領で押し上げ、心臓に送り返しています。ですから歩いたり体を動かしたりすることは、下半身の血液が心臓に戻るのを助けることとなり、血液循環が良くなるのです。

逆に、運動せずに筋肉を使わないと、血液を押し上げることができなくなります。そうなると毛細血管に大きな圧力がかかって液（血液成分の一部の液体）が漏れてしまいます。この漏れた液を回収しているのがリンパ管です。

リンパ管も体を動かすと、筋肉の動きによって押されたり広がったりして、リンパ液が流れていきます。そのため、体を動かさずにいると、リンパ液も血液と同様に流れが滞ってしまいます。こうして戻れなくなった液が溜まって、むくんでしまうわけです。

しかし、足を動かすことで、リンパ液が血管の中に回収されていきますので、むくみは解消されます。

このように、運動は筋肉を鍛えるだけではなく、血液やリンパ液の流れを良くするためにも大事なことなのです。

血液循環が良くなると、まず体が温まって冷えが解消しますし、酸素と栄養が体の隅々にまで送られることで細胞が元気になって代謝機能も高まります。また、血流に乗って免疫細胞のパトロールもスムーズに行われるようになり、免疫力もアップします。

リンパ液が流れるようになると、老廃物が排出されるようになるだけではなく、リンパ節に集まっているリンパ球の働きも高まります。

だからといってスポーツジムなどに通って運動しなさい、ということではありません。無理なく続けることが大切ですので、誰でも気軽に日常で行えるストレッチやウォーキングをお勧めしています。

## 体温を上げると体の機能は高まる

運動すると体が熱くなって汗をかくことでも分かるように、筋肉を動かすことは体温を上げることにもつながります。

体内の各細胞や組織、器官でも熱は作っていますが、なんといっても人体最大の発熱器は筋肉です。体温の40％以上は筋肉で作り出されているのです。そのため、筋肉を動かさないと産熱量が減り、体温も低下して体が冷えてしまいます。

人間の体温は通常、36度台で維持されています。これは「皮膚温」であり、心臓や内臓などの「深部体温」は1度くらい高い37～38度台になっています。この温度のとき、代謝に関わっている酵素が最も活性化するなど、体内の器官がよく働きます。

体内のすべての化学反応は、酵素の働きによって行われています。私たちが食べたものは、体内でそのまま栄養素として利用されているわけではありません。例えば、ご飯やパン、麺類などの炭水化物は胃腸で消化・吸収されたあと、肝臓に運ばれて酵素の働きで化学的に処理され、糖質の最小単位であるブドウ糖にまで分解されます。タンパク質はアミノ酸に、脂肪は脂肪酸にまで分解されます。こうして体に必要な栄養素に作り変えてから全身の細胞に届けられる仕組みです。

そのため、いくら栄養のあるものを取り入れても、酵素が働かなければ体は栄養素として利用することができません。栄養分が全身の細胞に供給されないと、細胞は健全な生命活動を営めなくなり、機能低下に陥ってしまいます。逆に、きちんと体温が維持されていれば、代謝に関わる酵素が活性化して効率良く栄養素の分解・合成が行われ、細胞に届けることができるようになります。

さらに、免疫細胞も体温が高いほうが活発に活動できます。これとは逆に細菌やウイルスなどの病原体は熱が苦手です。寒くなると風邪やインフルエンザが流行するのは、そういう理由からでもあります。また、細菌などに感染すると発熱するのも、免疫が有利な戦いをするために体温を上げるという戦略でもあるのです。

このようなことから体温が1度下がっただけで、体の代謝率は約12％低下し、免疫力は約30％低下するといわれています。そうなると排泄機能が低下したり、自律神経が乱れたりします。さらに体温が35度になると、がん細胞が活性化して増殖しやすくなります。

実は、がんも冷えを好み、熱が苦手なのです。なんらかのストレスを抱えていると、交感神経が優位になって血管が収縮して血流が悪くなり、低体温に陥ります。すると、免疫細胞の活性も低下し、体内に発生したがんの芽を排除できなくなります。

したがって、がんを予防するには体温を上げることも重要です。がん治療に温熱療法がありますが、これもがんの性質を利用したものといえます。

ところが現代人は、昔の人に比べて体温が約1度も低くなっているといわれています。特に若い人では、平熱が35度台という低体温の人が多く見られます。そのために血流が悪くなって体を冷やし、体内の毒素を排出できなくなったり、免疫力をはじめとするさまざまな機能を低下させたりしています。また、乱れた食生活によって体内に毒素が溜まり過ぎて血流が悪くなり、体温を低下させていることもあります。

いずれにせよ悪循環が生じた結果、肩凝りや頭痛、不眠、倦怠感、便秘など体に不調が現れ、それを改善できずにいることで自然治癒力の働きを悪くして、がんや糖尿病、高血圧、動脈硬化、心臓病などを引き起こしています。

このようなことからも体温を上げるには、適度な運動が必要です。入浴は、免疫に影響を与えているストレスと冷えの両方を解消する絶好のチャンスでもあります。

さらに、体を温めるということでは入浴も実に効果的です。

特に夏はシャワーで済ませてしまう人も多いかと思いますが、お湯に浸かる習慣をつけることをお勧めします。肩までお湯に浸かると体には水圧がかかり、この圧力でリンパマッサージと同じような効果を得られるからです。これによって血行も良くなり、新陳代謝が高まります。

また、お湯の中でも意外と浮力はありますので体が重力から解放され、日頃のストレスも解消します。これは、β‐エンドルフィンなどのストレス解消に力を発揮するホルモンが分泌されるからです。

入浴の際に大事なことは温度です。お湯が42度以上になると交感神経が働いてしまうため、副交感神経が働く38～41度ぐらいにして10分ほど肩まで浸かって体の芯まで温めましょう。

また、お湯に10分浸かったら上がって冷水のシャワーを足だけでもよいので30秒ほど浴び、再びお湯に10分浸かったあと、冷水のシャワーを足に30秒浴びます。これを2～3回繰り返すと血管の拡張と収縮が繰り返され、自律神経を刺激してバランスが整いやすくなります。

## 深呼吸をすればストレスを軽減できる

呼吸は、酸素を取り入れて二酸化炭素などの不要物を吐き出す行為です。それを行っているのは肺ですが、この臓器には心臓や胃腸のような筋肉がありません。つまり、自力で肺を膨らませたり縮めたりすることができないのです。

そこで、周りの筋肉の力を借りて収縮しています。特に活躍しているのが横隔膜です。横隔膜を動かすことで、肺は拡張と収縮をスムーズに繰り返せるようになり、呼吸ができるようになります。

したがって、呼吸の浅い人は横隔膜の動きが悪く、肺の機能も低下して空気の出し入れが悪くなります。これでは体内の毒素の排出も十分にできません。

寝ている間も呼吸をしていることから分かるように、呼吸も自律神経によってコントロールされています。ただ、ほかの臓器とは違って唯一、意識的にコントロールすることが可能なのも呼吸です。試しに、私が「息を止めて」と言うと、皆さんは息を止めることができます。

ストレスや悩み事があると交感神経が優位になり、呼吸も浅くなって肺に入る空気は少なくなりがちです。そこで、深呼吸をして大量の酸素を肺に取り込むと、入ってきた酸素を排出しようとして副交感神経が働くようになります。

呼吸は、吸うときには交感神経が緊張し、吐くときには副交感神経が働いて排出を良くします。ですから意識してゆっくりと鼻から息を吐き出し、ゆっくりと鼻から息を吸い込む呼吸を身につけるとよいでしょう。これによって緊張状態がほぐれ、心身が落ち着きます。

呼吸というと、どうしても吸うほうに意識が向きますが、実は吐くほうが大事なのです。息を吐き切れば、自然と吸うようになりますので、吐くほうに意識を向けるようにするのがポイントです。

そう考えると、ため息をつくのも悪いことではありません。ため息をつくのは悪いことのように思われていますが、どういうときにため息が出るのか考えてみてください。知人から退屈な話を延々と聞かされたり、頑張ったのに思うような成果が出せなかったり、疲れていたりしたときなどではないでしょうか。

要はストレスがかかっているときに、体が自然と息を吐いて副交感神経を働かせようとして起こる反応でもあるのです。こうして無意識にリラックスしようと体が反応しているのですから、ため息はついたほうがラクになります。

むしろ我慢して浅い呼吸がエスカレートすると、興奮して呼吸が速くなり、ひいては過呼吸を起こしてしまう可能性があります。過呼吸が悪化すると、立ちくらみや手足の冷え、胸の圧迫感、動悸、過換気症候群などの症状につながることもありますので、それを防ぐためにも疲れや緊張を感じたら深呼吸をしてみることをお勧めします。

ゆっくりと二酸化炭素を吐き切ったら、新鮮な酸素を吸い込むことで内臓の働きが活発になり、血行も良くなります。そして、全身に新鮮な酸素が行き渡り、心身ともにリフレッシュすることができます。

エピローグ

# 健康寿命が延びれば人生120歳も夢ではない

## 人間は120歳まで生きられる?

現代は医学の進歩や衛生環境の改善、食生活の向上により栄養状態が良くなったことで、寿命がだいぶ延びました。昨年（2020年）は100歳以上の人が8万人を超え、いまや100歳と聞いても昔ほどは驚かなくなってきました。それほど珍しいことではない時代になったといえます。

ところが、人間は本来120歳まで生きられるように遺伝子的にはプログラムされているといわれています。つまり、心身に負担をかけずに健康な状態を維持できれば、もともと120歳まで生きられるだけの資質を人間はもっているということなのです。

これまでは120歳を超えた人が存在したことから、人間の寿命は120歳くらいではないかという疫学的解析によって最大寿命が語られてきました。それが近年、分子生物学的データから、人間は120歳まで生きられる潜在能力を備えていることが分かってきたというのです。

人間の細胞の染色体の末端には、「テロメア」という構造があります。これは、染色体の端を保護しているものですが、細胞分裂のたびに短くなる、つまり加齢とともに縮むことから「命の回数券」といわれています。このテロメアは、試験管や生体の中で細胞分裂を繰り返すたびに短くなり、細胞分裂を停止する限界を計算したところ１２０歳あたりであることが、研究によって明らかにされたのです。

しかし、実際には１２０歳まで生きるのは難しいことです。それは、染色体の中に収納されている約30億個からなる遺伝子によって決められているからです。遺伝子は「生命の設計図」といわれるように、人間の体をつくるすべての情報が刻まれています。単に顔形や体質、才能などだけではなく、年老いていくことも、病気になることも、死に至ることさえも、遺伝子にはプログラムされています。

そして、この遺伝子にはスイッチのような仕組みがあり、それが「オン」になったり、「オフ」になったりすることで、遺伝子の働きそのものがガラリと変わるというのです。例えば、遺伝子のなかにはがん細胞の増殖を抑えたり、がんにならないように調整したりしている「がん抑制遺伝子」があります。がん患者の場合は、がん抑制遺伝子をもっているにもかかわらず、そのスイッチが「オフ」になっているために罹患しているといいます。

現在、遺伝子のスイッチは２万個以上あることが研究によって判明しています。そのなかには体質や能力に関する遺伝子、糖尿病や高血圧、肥満などの病気を防ぐ遺伝子、老化を促進する遺伝子、逆に寿命を延ばす遺伝子などがあるそうです。

もちろん生まれもった遺伝子そのものは変えることができません。しかし、遺伝子のスイッチをオンにしたり、オフにしたりと切り替えることは可能で、それが実現すれば私たちの運命は確実に変わってきます。

例えば、老化を抑制する遺伝子のスイッチをオフにできれば細胞レベルで若返り、肌のハリやツヤを取り戻すことができますし、寿命を延ばす遺伝子をオンにできれば120歳まで元気に生きることも夢ではなくなります。逆に、テロメアで見ると長生きできるにもかかわらず、老化を促進する遺伝子がオンになっているために寿命を縮めてしまうこともあるわけです。

しかし、遺伝子のスイッチのオン・オフには、生活習慣や薬などの因子が大きく関わっているといわれています。つまり、不摂生をしたりストレスが溜まっていたり、体の不調が続いていたりする人は、病気に向かう遺伝子をオンに変えてしまう可能性があるということです。この遺伝子のスイッチを健康な状態を維持できるようにしなければ、やがて病気を引き起こすことになりかねません。

１２０歳まで元気に生き抜くことを目標にして、生活習慣を見直してみることをお勧めします。

## 早く実践するほど若さをキープできる

寿命が延びているとはいえ社会生活を続ける限り、実際には１２０歳まで生きることは困難といわざるを得ません。これは、生活習慣や食習慣、ストレスなどによって老化を促進する遺伝子がオンになってしまったことが原因だと考えられます。そのため、がんをはじめとする生活習慣病を発症し、寿命を縮めているのかもしれません。

現に、厚生労働省が発表した２０１９年の人口動態統計によると、日本人の死因は１位が「がん」（27・3％）、2位が「心疾患」（15・0％）、３位が「老衰」（８・８％）、４位が「脳血管疾患」（7・7％）、5位が「肺炎」（6・9％）となっています。

２０１６年までは「肺炎」が3位でしたが、２０１７年には「脳血管疾患」が3位、「老衰」は4位になっています。２０１８年以降には「老衰」と「脳血管疾患」の順位が逆転しています。

このデータは、日本が超高齢社会になったことを実感させる結果と思われますが、データをよく見ると6位の誤嚥性肺炎（2・9％）が、肺炎とは別にカウントされていることに気づきます。しかし、両者を区別するのは難しく、風邪をこじらせて起こった肺炎と、誤嚥によって引き起こされる肺炎を、きちんと確認しているわけではありません。

そもそも肺炎は、体が老化あるいは衰弱しているときに起きるので、死因が誤嚥性肺炎であっても老衰とされるケースが実際にはあるなど、両者の線引きは難しいのが現状です。したがって、肺炎と老衰は一体と考えて数値を合計すると18・6％になります。また、心疾患と脳血管疾患も、主な原因は動脈硬化ですから循環器系の疾患として考えられ、合わせると22・7％になります。

このように整理していくと、1位は「がん」、2位は「動脈硬化性の疾患」、3位は「感染症ならびに衰弱」となり、私たちが気をつけなければならない病気は、「がん」「動脈硬化」「感染症」の3つに絞り込むことができます。

これまでの説明で、がんと感染症が免疫と深く関わっていることは理解していることと思いますが、動脈硬化にも免疫が大きく影響しています。

太い血管（大動脈）に動脈硬化が起こると、大動脈瘤や大動脈解離などの命に関わる病気のリスクを高めることは知られていますが、血管は太いものからどんどん枝分かれして細くなり、全身に網の目のように張り巡らされています。ですから細い血管の血流が悪ければ当然、その影響は太い血管にも及んできます。また、内臓や筋肉などに直接酸素と栄養素を届けているのは細い血管（毛細血管）ですから、この血流が滞ると内臓や筋肉などにも影響してきます。

さらに、血流が悪くなればご存じのように免疫細胞の働きも衰え、免疫力は低下します。そうなると、がんやウイルスなどを撃退できなくなるため、がんや感染症を発症しやすくなります。つまり、がんや感染症にも血流を阻害する動脈硬化が少なからず関係しているともいえるわけです。

血流という視点で考えていくと、すべての病気が血管と関連しています。そうなると血管の若さを保って血流を良くすることが、ひいては免疫系・自律神経系・ホルモン系の機能を高めることにもつながります。

したがって、血流を良くすれば約37兆個の細胞の一つひとつに十分な酸素と栄養素が届けられ、老廃物もきちんと回収され、細胞は盛んに新陳代謝を行って健康を保つことができるようになります。これが老化の予防にもなりますので、動脈硬化が進んで血管がボロボロになる前にケアをすることが、がんだけではなくさまざまな病気を予防することとなります。

それには、病気になってから治療するのではなく、病気を未然に防ぐという予防としての前向きなケアが必要になってきます。

美容でも若い頃から肌の手入れをしていた人とそうでない人とでは、中高年になってからシワやシミの数、肌のたるみなど老化の度合いに差が生じてくるように、先のことを考えて今できることに取り組むことが、健康で長生きする道へとつながります。そのためには、暴飲暴食、睡眠不足、ストレスなど老化を促進するファクターを取り除くことです。これは、早ければ早いほど良い状態をキープしやすいことはいうまでもありません。

特に、がんという病気を経験した人は免疫細胞が老化傾向にありますので、血流を良くして免疫細胞を活性化することが必要です。

## 健康でいれば夢を実現できる

若い頃は体力も気力もあり余っていますから、徹夜をするなど多少の無茶も平気できました。けれども、健康が損なわれた途端に行動範囲が狭くなり、外出もしなくなることでオシャレにも無頓着になって急に老け込んでしまいがちです。

普段は意識することなく当たり前に行っていたことでも、病気になったりケガをしたりした途端にできなくなってきます。例えば、昨日まで軽快な足取りで階段の上り下りをしていたのに腰痛や膝痛が出ると、手すりにつかまって1段ずつ休みながら上り下りしたり、歩けなくなったりすることがあります。病気になれば、安静を余儀なくされたり運動を制限されたり、友人とも会えなくなったり、旅行にも行けなくなるかもしれません。

このような状況になって初めて、私たちは自分の体に意識を向け、健康のありがたさを感じるようになります。老化も同様です。年齢を重ねると、体力や体の機能低下によってスムーズにできないことが増えてくるものです。しかし、これは自然なことであり、仕方ないと多くの人が諦め、受け入れています。

なかには「できなくなったことを嘆くのではなく、できることに目を向けて現状での楽しみを見つければよい」と考える人もいるかと思います。けれども、病気にならないように、あるいは老化を早めないように予防して、いつまでも「できる状態を維持」したほうが、もっと人生が楽しいに決まっています。

今の科学では、残念ながら病気も老化も完全に食い止めることはできません。けれども、本人次第で病気は早期に発見して治療をすれば治る可能性は高くなりますし、十分な睡眠を取り、生活習慣を改善すれば病気の発症を未然に防ぎ、老化も遅らせることは可能です。厚生労働省の発表によると日本人の平均寿命は現在、男性で81・41歳、女性で87・45歳となっており、世界的に見ても長寿国です。しかし、健康寿命となると男性は72・14歳、女性は74・79歳で、その差は8～12年もあるのです。つまり、亡くなるまでの10年前後は、介護や介助が必要な病気療養生活をすることが多くなり、健康とはいえない状態で長生きする可能性があるということです。

これでは自由に動くことも、やりたいことも実現できなくなり、自分の世界を狭めて楽しさも半減してしまいます。逆に健康でいられれば、自分の足でいつでも行きたいところへ自由に行って好きなことができるわけです。

もちろん若い頃のようにテキパキとは動けなくなるとは思いますが、自分のペースで自立した生活が送れれば、80歳、90歳からでも新たなことにチャレンジしてみたり、夢を実現したりすることも可能です。

ひと昔前なら「いい年をして」と言われたかもしれませんが、人生１２０年ともなれば

60歳はちょうど折り返し地点に差し掛かったところです。今まで生きた年数と同じだけの時間が残っているわけで、70歳でもまだ50年も残っているのですから、何かを一から始めても50～60年続ければ達人になれるかもしれないのです。

そう考えると、何かを始めるのに遅過ぎることはなく、生きがいなど楽しみも増えてきます。だからこそ、健康でいられるように、自分の体に意識を向けて免疫力を高め、まずは病気を寄せつけないことが大切です。

## 体が健康であれば心の健康も保てる

私はＮＫＴ細胞標的治療を通して多くのがん患者さんと向き合っており、診療の際に感じるのは、諦めることなく前向きな気持ちで治療に臨んでいる人ほど良い治療結果を得られるのではないかということです。

笑っていると確かに免疫力が高まり、治すのは難しいと思われたケースでも症状が改善して快方に向かったりしています。そういう患者さんを目の当たりにしていると、人間のもつ自然治癒力の計り知れないパワーを感じ、どんな状況でも諦めずに治療に臨めば道が開けるのではないかと思えてきます。まさに「病は気から」といえるでしょう。

ですから医療従事者も、患者さんが諦めずに病気と向き合えるように、決して見捨てることなく患者さんとご家族に寄り添い、また支え続けなければいけないと思っています。

心と体は一体であり、分かち難いものです。「病は気から」があるのなら、それとは逆に病気を抱えていると気分が落ち込んで何もする気が起こらなくなるように、「気は病から」ともいえるのではないかと感じています。

実際に、研究によるとがん患者の約15~25%がうつ病に陥っており、がんの末期では5割にも上るとされています。どんな病気でも経過が思わしくなければ不安が増し、気持ちも塞ぎがちですが、特にがんの場合はその傾向が見られるようです。

がんと診断されると多くの患者さんはショックを受け、死への恐怖、これからの生活の不安、家族のことなど、さまざまなストレスにさらされます。これが初期段階で手術をすれば治るというのであれば少しは気持ちもラクになりますが、それでも再発や転移の不安がつきまといます。進行がんともなると、抗がん剤や放射線治療の副作用から体力が奪われると弱気にもなり、長引けば仕事を休んでいることや収入の減少なども心配になって精神的に不安定になってきます。さらに、治療結果が思わしくないときには、死への恐怖も加わって落ち込みも大きくなります。

ですから体が元気でないと、心も病気になってしまいます。これは患者さんだけではなく、家族にも大きなストレスとなって悪影響を及ぼします。

家族の誰かが病気を抱えていると、明るく振舞おうと無理をしたり不安になったりして、やはり精神状態が不安定になりがちです。また、看病などで家族への負担も増え、その分どこかにひずみが生じ、時には家族も体調を崩すなどして共倒れになることもあります。

このように病気は本人だけの問題ではなく、家族にとって大きなストレスになります。ストレスは免疫力を低下させるため、ますます悪循環に陥るわけです。そんなときにインチキな治療法にも引っかかりやすいのです。

藁にもすがる思いで頼って来た人に対して、効きもしない高価な健康食品を売りつけたり、霊能者が祈祷で病気を治そうとしたりするなど、人の道に外れた行為をする輩が出てきます。冷静に考えればあり得ないことも、心が弱っていると信じてしまいます。

ですから心のもちようも大事ではありますが、やはり基本は体を元気にすることです。体が健康であれば、よく眠れて免疫系・自律神経系・ホルモン系のバランスが整って本来の機能を果たしますので、ストレスに対しても強くなり、心を守ることができるのです。

心の健康が保てていれば、耐え難い問題が生じたときでもパニックを起こさず冷静に対処し、正しい判断ができますので問題解決に向けて動きだし、突破口を見いだせます。心身が健康な状態になったとき、120歳まで生きることも夢ではなくなるでしょう。

## 新たな生活様式を楽しめば脳も活性化する

新型コロナウイルスの影響で、デジタル化の必要性がクローズアップされ、買い物もキャッシュレスが進むなど、今後ますますデジタル化が加速すると思われます。そうなると私たちの生活スタイルも変わってきます。

なかには乗り遅れてしまい、「もう年だから」と諦めて難しいことは子どもや孫を頼ってしまう方もいるでしょう。しかし、こうした考えが老化を促進しているのです。

多くの人が「ある程度の年齢を超えたら脳は衰える一方。だから年を取ると記憶力が衰えて物の名前も出てこない」と考えており、「今さら勉強しても仕方がない」と新しいことにチャレンジするのを諦めがちです。年齢を重ねるにしたがい、その傾向は強いように思われます。

しかし、それは大きな間違いです。脳は鍛えれば年齢に関係なく、一生成長を続けることが最近の研究で分かっています。

確かに、脳の神経細胞の数は年齢とともに減少しますが、さまざまな経験を積むことで脳の神経細胞同士のネットワークは広がり、密になってきます。また、使われていない未熟な脳細胞が存在し、新しい刺激で発達することが明らかにされています。ですから、このネットワークを強化していくことで、脳はさらに成長できるのです。

そのためには頭を使うこと、つまり、何歳であろうと勉強をしたり、新しいことを始めたりするなどして脳を刺激し、活性化することが大切です。これが、認知症の予防につながります。

実際に、寝たきりになったり体の自由が利かなかったりして行動範囲が狭くなると、受ける刺激が少なくなるために認知症のリスクが高くなるのです。これとは逆に、知的好奇心の高い人ほど認知機能は保たれ、脳の萎縮が少ないことも分かっています。知的好奇心とは、知りたい、学びたい、達成したいといった気持ちのことをいいます。具体的には勉強や仕事、趣味、ボランティアなど、自分の興味のあることにイキイキと取り組んでいる人ほど、脳は若く保たれているといわれています。

特に、今までに経験したことのない新しいことを始めるときは、興味津々でワクワクしたり慣れないので考えたりして刺激され、脳が活性化します。ですからいくつになっても好奇心をもち続け、学ぶ心を失わなければ脳の働きは活発になるということです。そして、記憶力の低下を防ぐには繰り返し覚えることが大切です。

例えば、よく「本を読んだ」といいますが、その内容を尋ねると「うろおぼえ」のことが多く、ただ流し読みをしているだけで覚えようとしていませんので、あとで尋ねられても何が書いてあったのか内容を説明できません。つまり、脳に記憶として定着していないのです。

記憶には、すぐに忘れてしまう「短期記憶」と、ずっと覚えている「長期記憶」があります。スーパーマーケットで何を買うのか覚えるような一時的な記憶を短期記憶といい、これは脳の海馬という場所に保存されます。これに対し、自分の住所やメールアドレス、友人の名前など半永久的な記憶を長期記憶といい、これは海馬周辺の記憶の回路をグルグル回っているうちに大脳皮質の連合野で整理され、長期保存されます。

つまり、海馬自身が記憶しているのが短期記憶、これを繰り返し思い出すことで深く記憶にとどめ、大脳に移し終えた記憶が長期記憶ということです。

したがって、ほとんどの場合、記憶というのは短期記憶になっています。ただ、短期であっても何度も体験したり思い出したりすることで重要度が高まり、長期にわたって記憶できるようになります。

このように記憶は、ただ覚えるのではなく、繰り返し思い出すことで保存し直され、強化していくものなのです。ただ覚えるだけで思い出すことをしていないと、神経細胞のネットワークが活性化されず忘れてしまいます。ですから年齢にかかわらず、諦めたときから記憶力は低下し、脳の老化が始まることになります。

こうした脳の仕組みから見てみると、考えることが大事といえます。得意なことばかりをやっていたのでは脳の特定の場所しか使われませんし、脳も慣れているので無意識にできてしまったりして刺激が少なく活性化しません。この状態では脳の成長に不可欠な神経細胞のネットワークが広がらないため、あえて難しい本を読んでみたり、苦手なこと、不慣れなことなど新しいことに挑戦したりすれば、未発達な脳の場所が刺激されます。そうすると、苦手を克服できたり、自分には向いていないと思っていたことが意外と向いていたりして、新たな自分の一面や能力が開花するかもしれません。

何はともあれ１２０歳まで生きるとなると、人生設計を見直す必要がありそうです。

# おわりに

本書を読んで、免疫療法に対するイメージは変わったことと思います。

これまでの免疫療法は理論的には効果があることは分かっていても、なかなか結果を出すことができませんでした。

しかし、免疫療法も新たなステージに入り、エビデンス（科学的根拠）を重視した最先端の医療へと進化してきました。なかでも理化学研究所が長年にわたって研究・開発してきた「ＮＫＴ細胞標的治療」は、がんの標準治療に引けを取らない成果を上げ、一部では注目されています。

この「一部」というのがネックで、免疫療法がここまで進んでいることは一般にほとんど知られておりません。がんの専門医でさえもＮＫＴ細胞標的治療がどういうものかを知らないケースが多いのですから、患者さんに伝えることができないのも当然です。そのために患者さんが「ＮＫＴ細胞標的治療を受けたい」と主治医に相談しても、それまでの免疫療法のイメージが強いことがネックとなり受け入れてもらえず、患者さんは内緒で

ＮＫＴ細胞標的治療を受けることになります。

もちろん、症例でも紹介したように理解を示してくれる医師も存在します。ただ、その場合は２通りのケースがあります。１つは、手の施しようがない状態のため、患者さんとその家族が悔いを残さないように好きにさせるという突き放したケースです。もう１つは、主治医が自らＮＫＴ細胞標的治療を調べて納得し、効果を期待して積極的に協力してくれるケースです。

いずれの場合も主治医が知ったうえで患者さんはＮＫＴ細胞標的治療を受けるわけですが、前者と後者では患者さんの精神的状態が違ってきます。医師に見放された末に、一縷《いちる》の望みをかけてＮＫＴ細胞標的治療を受けた場合は孤立無援といいますか、この治療が最後の砦という意識が強く、不安のなかで受けることとなります。しかし、主治医の協力のもとで受ける場合は、連携もうまくいきますから患者さんも援軍が増えた心強さと安心感に包まれ、まだ見込みがあると信じて前向きにＮＫＴ細胞標的治療に臨むことができます。

こうした医師の対応が治療結果に少なからず影響を与えることは、本書を読まれた皆さんなら理解できるはずです。

ＮＫＴ細胞標的治療がほかの免疫療法と異なる点は、なんといっても免疫細胞のリーダー的存在であるＮＫＴ細胞を目覚めさせることにあります。これによりほかの免疫細胞たちも活性化し、免疫全体がパワーアップします。ですからＮＫＴ細胞標的治療は、がん治療にとどまらず、今最も注目されている新型コロナウイルスの感染予防にも期待されているのです。変異株が登場して感染力も強くなり、ワクチンの持続期間も半永久的ではないことから、頼れるのはやはり私たちに備わっている免疫力となりそうです。

そこで将来を見据え、世界的なパンデミックが再び起きたときの対策として、厚生労働省や再生医療等委員会などの承認を得て安価で行える簡易的なＮＫＴ細胞標的治療を感染予防に用いる仕組みも導入しました。コロナ禍の今こそ、そしてアフターコロナの時代に備え、未知の感染症に対してＮＫＴ細胞標的治療は注目されてきています。

ＮＫＴ細胞標的治療は、さまざまな医療に活用できる可能性が高く、研究がさらに進めば、自己免疫疾患などの治療にも活かせるかもしれません。ＮＫＴ細胞標的治療は、健康を支える要である免疫機能を強化する治療といえます。アンチエイジング目的、すなわち美容目的でＮＫＴ標的治療を受けられた方も数人いました。

なにより、免疫力が低下している時点でＮＫＴ細胞標的治療を受けていれば、がんなどの病気を回避できる可能性があるだけに、予防医学としての役目を果たすことも期待できます。がんになってから治療するのではなく、がんの疑いがある時点でＮＫＴ細胞標的治療を行えば、手術や抗がん剤治療の必要もなくなります。

いまや免疫療法はここまで進んでいることを広く一般に伝えるとともに、治療に関する正しい知識をもって患者さん自身が納得して治療を受けてもらいたいという思いから、本書にまとめました。

皆さんには、がんになっても絶望することなく、がんも治る時代になる幕開けの時期に差し掛かったことを理解していただければと思います。

本書が、がん患者さんとご家族にとって、がん克服の手助けになることを心より願っております。

# 参考文献

## 第1章

＊免疫老化のメカニズムを解明しました　京都大学

＊免疫システムの老化を引き起こす仕組みを発見　科学技術振興機構　愛媛大学

＊内藤篤彦：免疫系の老化と慢性炎症　日本血栓止血学会誌　26, 297-301, 2015

＊Bianconi E, et al.(2013) An estimation of the number of cells in the human body. Ann Hum Bio. 40 (6): 463-471

＊北海道大学プレスリリース（2017/8/16）

## 第2章

＊南野昌信：ヤクルト本社中央研究所　トピックス2　経口免疫寛容と腸内細菌叢　アレルギー 56, 549-556, 2007

＊坂口志文：制御性T細胞による新しい免疫制御法の開発　免疫難病・感染症等の先進医療技術

＊Gozdz J, Holbreich M,Metwali N, et al.:Amish and Hutterite Environmental Farm Products Have Opposite Effects on Experimental Models of Asthma.Ann Am Thorac Soc.2016; 13 Suppl 1: S99

＊「ＮＨＫスペシャル『新アレルギー治療～鍵を握る免疫細胞～』」２０１５年４月５日放送

第3章

＊谷口克監修「ＮＫＴ細胞標的がん治療とは ― 新しい免疫療法の臨床試験と期待」

＊理化学研究所「記憶免疫機能を持つナチュラルキラーT（ＮＫＴ）細胞を発見 ― 長期間生存し、２度目の抗原侵入に強力に反応 ―」２０１４年８月19日

第5章

＊Prather, et al. Behaviorally assessed sleep and susceptibility to the common cold. SLEEP. 2015; 38 (9) : 1353-1359

＊安保徹『免疫革命』講談社インターナショナル

＊田渕崇文　東京医科大学雑誌　57 (1), 15-22, 1999

＊伊丹仁朗『笑いの健康学 ― 笑いが免疫力を高める』三省堂

＊伊丹仁朗ほか：笑いと免疫能　心身医学　34 (7), 565-571, 1994

＊柴田均　活性酸素はすべて悪玉か？　日本農芸化学会誌　77, 573-575 (2003)

＊日本薬学会　環境・衛生部会：環境・衛生薬学トピックス、京都薬科大学　薬品物理化学分野・濱進「抗酸化物質はがんに効くの？」

＊Roopchand DE, Carmody RN.Kuhn P, et al.Dietary Polyphenols Promote Growth of the Gut Bacterium Akkermansia muciniphila and Attenuate High-Fat Diet-Induced Metabolic Syndrome. Diabetes 2015; 64:2847-58

＊Reunanen J, Kainulainen V, Huuskonen L, et Akkermansia muciniphila Adheres to Enterocytes and Strengthens the Integrity of the Epithelial Cell Layer.Appl Environ Microbiol 2015; 81: 3655-62

＊Anhe FF, Roy D,Pilon G, et al.A polyphenol-rich cranberry extract protects from dietinduced obesity, insulin resistance and intestinal inflammation in association with increased Akkermansia spp.population in the gut microbiota of mice. Gut 2015; 64: 872-83

エピローグ

＊杉本正信著『ヒトは一二〇歳まで生きられる―寿命の分子生物学』ちくま新書

＊「ＮＨＫスペシャル　シリーズ人体Ⅱ「遺伝子」第２集　〝ＤＮＡスイッチ〟が運命を変える」

＊厚生労働省「令和元年（2019）人口動態統計月報年計（概数）の概況」

＊がん情報サイト「うつ病」

＊林成之著『何歳になっても脳は進化する！　冴える、わかる、はかどる！』三笠書房

## 伊東 信久 (いとう・のぶひさ)

医師。大阪大学国際医工情報センター招聘教授。

神戸大学医学部卒業後、大阪市立大学大学院医学研究科に入学。修了後、大阪市立大学医学部形成外科を経て、麻酔科、脳神経外科、整形外科など多岐にわたる医療現場で活躍する。「腰痛の悩みを抱える患者が、原因や病名を正しく認知し適切な治療に臨めるように」と椎間板ヘルニアをレーザーで治療するPLDD（経皮的レーザー椎間板減圧術）専門クリニックの開院やがんの最先端治療の一つであるNKT細胞がん治療にいち早く着目するなど、「人生120年時代」を見据えた最前線の医療の提供に尽力する。主な著書『椎間板ヘルニア治療のウソ・ホント』など多数。

本書についての
ご意見・ご感想はコチラ

# がんと闘う「NKT細胞標的治療」

2021年9月22日　第1刷発行

著　者　　　伊東信久
発行人　　　久保田貴幸

発行元　　　株式会社 幻冬舎メディアコンサルティング
　　　　　　〒151-0051　東京都渋谷区千駄ヶ谷4-9-7
　　　　　　電話　03-5411-6440（編集）

発売元　　　株式会社 幻冬舎
　　　　　　〒151-0051　東京都渋谷区千駄ヶ谷4-9-7
　　　　　　電話　03-5411-6222（営業）

印刷・製本　瞬報社写真印刷株式会社
装　丁　　　弓田和則

検印廃止

Printed in Japan
ISBN 978-4-344-93661-4 C0047
幻冬舎メディアコンサルティングＨＰ
http://www.gentosha-mc.com/